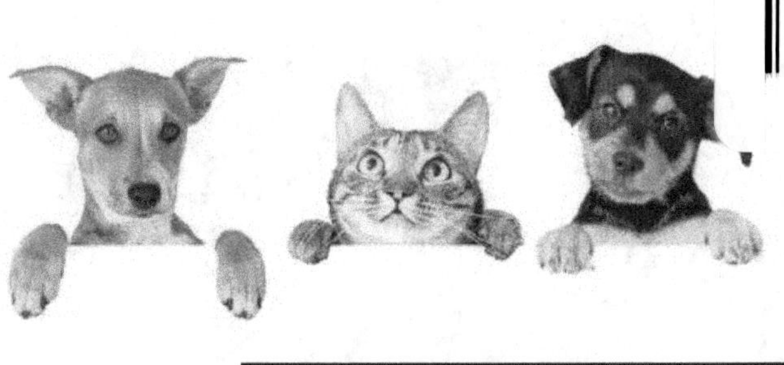

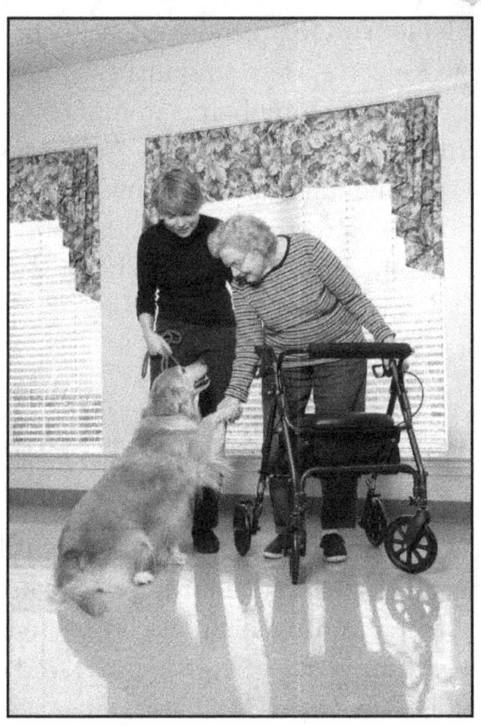

Tierische Geschichten

für Senioren

Vorlesegeschichten für Senioren

1

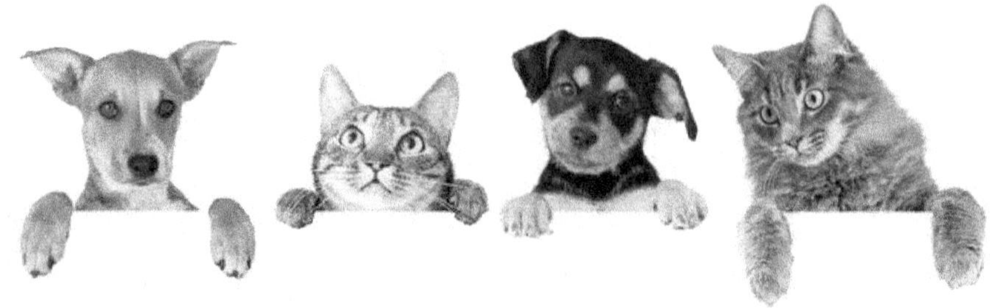

Egal ob kleine Hunde, freche Wellensittiche oder neugierige Katzen – Tiere sind insbesondere für Bewohner eines Seniorenheims immer etwas ganz Besonderes. Und so ist eine kleine Anekdote oder kurze Geschichte mit oder über unsere liebgewonnenen Zwei- und Vierbeiner auch immer wieder eine sehr beliebte Abwechslung vom Alltag.

Vorlesegeschichten für Senioren
mit und ohne Assistenzbedarf

Das Vorlesen von einfachen und verständlichen Erinnerungsgeschichten gehört zu den beliebtesten Seniorenbeschäftigungsmaßnahmen im Bereich der Seniorenbetreuung. Diese Geschichten sind einfach und verständlich aufgebaut, haben ein Hauptthema, mit dem sich der Zuhörer oder die Zuhörerin identifizieren kann, und sind im Idealfall sehr kurz, aber dennoch spannend. So, dass immer sichergestellt wird, dass auch geistig nicht mehr ganz so fitte Senioren der Handlung ohne Probleme folgen können und sich dabei in keinster Weise überfordert fühlen.

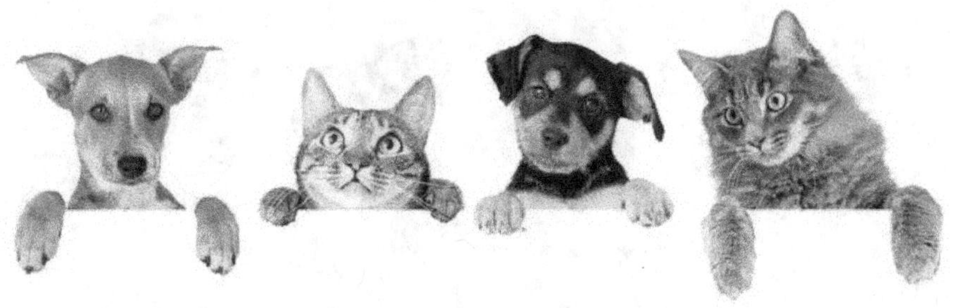

Tierische Geschichten

für Senioren

Vorlesegeschichten für Senioren

**8 einfache und kurze Geschichten, die
von Betreuungskräften im Rahmen eines
Einzel- oder Gruppenangebots vorgelesen
werden können.**

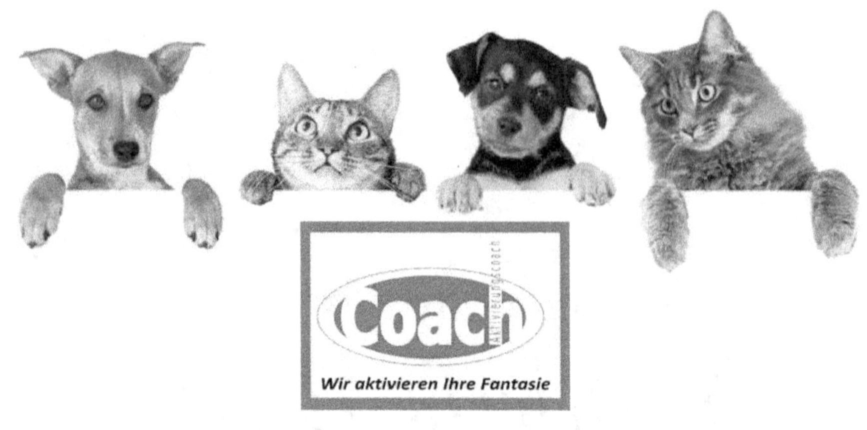

Autor: Aktivierungscoach Autorenteam
(Eine Liste der Mitwirkenden Autoren finden Sie auf Seite 72),
Herstellung und Verlag: CreateSpace, USA,Charleston,SC
ISBN-13: 978-1724806734
ISBN-10: 1724806734

Sie finden uns im Internet unter:
www.Aktivierungscoach.de

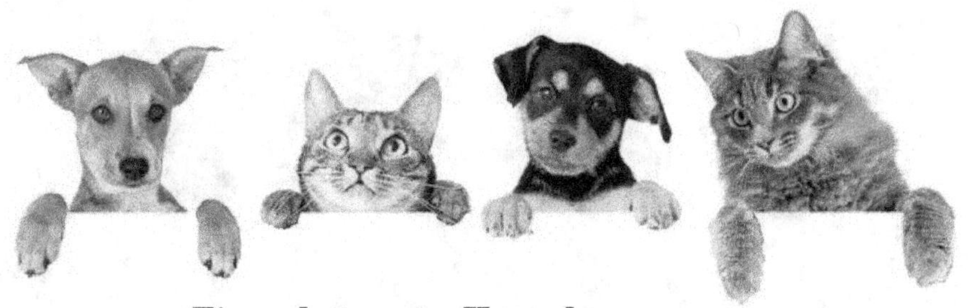

Ein schwarzes Kätzchen namens Minka

Eine meiner schönsten Kindheitserinnerungen
ist der Garten meiner Großmutter. Oma Emilie
war die Mutter meines Vaters.
Eine warmherzige, aber auch strenge Frau, die
es nicht duldete, wenn wir Kinder uns vor
einer Arbeit drücken wollten. „Müßiggang ist
aller Laster Anfang" war einer ihrer
Lieblingssätze. Da meine Geschwister und ich,
wie Kinder nun einmal sind, auch gern auf der
faulen Haut lagen, hörten wir diesen Satz sehr
oft, wenn wir die Sommerferien bei Oma
Emilie und Opa Wilhelm verbrachten. Die
Ferienwochen auf dem Land waren für mich
und meine Geschwister beileibe kein
Erholungsurlaub. Es war Erntezeit, und wir
Kinder mussten auf dem Feld und in der Küche
kräftig mitarbeiten. Denn sich regen bringt
Segen.
Im Gegensatz zu seiner Frau war Opa Wilhelm

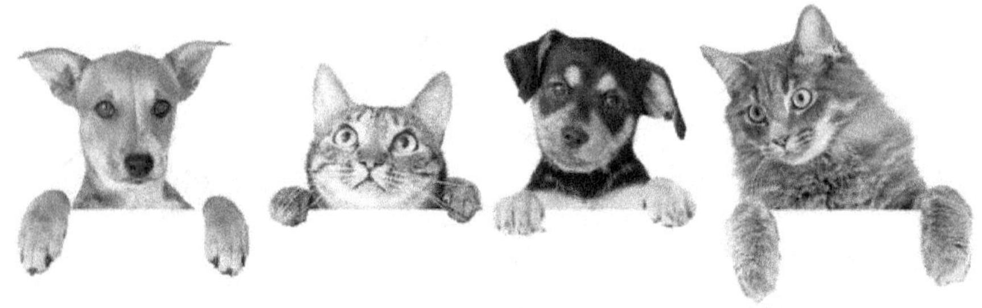

ein sehr wortkarger Mensch. Sein Gesicht war
das eines Mannes, der sein Leben lang hart
gearbeitet hatte: wettergegerbt und voller
Falten. Die struppigen, nach oben gerichteten
Augenbrauen gaben ihm das Aussehen eines
alten Uhus. Opa Wilhelm war zwar immer
etwas brummig, trotzdem mochten wir ihn.
Hunde, die bellen, beißen nicht.
Und Großväter, die murren, sind oft
liebenswerte Opis.

Während Opa Wilhelm für die schweren
Arbeiten draußen auf dem Feld zuständig war,
herrschte meine Oma über Haus und Garten.
Ich liebte diesen Garten. Ein kleines, mit einem
Lattenzaun eingefasstes Paradies voll bunter
Blumen und duftender Kräuter. An jeder Ecke
lockten Büsche mit den leckersten Beeren weit
und breit. Für mich war das der zauberhafteste
Ort der Welt.

Ein Sommer bei meinen Großeltern ist mir ganz
besonders im Gedächtnis geblieben, denn in
dem Jahr tauchte ein unerwarteter Gast in

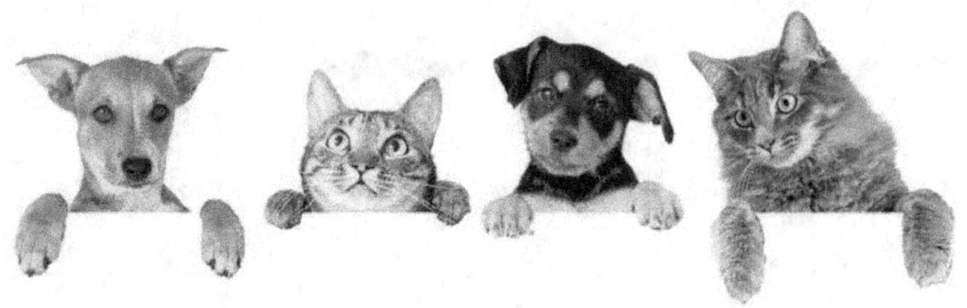

Omas Zaubergarten auf. Den ganzen Vormittag
über hatte ich mit Oma Emilie eimerweise Erbsen gekrüllt. Eine eintönige Arbeit, die zwar
leicht, aber gähnend langweilig war. Ich maulte
ein wenig, aber meine Oma war unerbittlich.
„Erst die Arbeit, dann das Vergnügen" pflegte
sie zu sagen. Also fügte ich mich und schob
Erbse um Erbse mit meinem Daumen aus der
Schote in eine riesige Emailschüssel. Nach dem
Essen, natürlich Erbsensuppe, half ich Oma
Emilie noch beim Abwasch. Danach durfte ich
endlich raus zum Spielen. „Besser spät als nie",
dachte ich mir und steuerte geradewegs die
Holzbank in der hintersten Ecke des Gartens
an. Dort war mein Lieblingsplatz. Ich setzte
mich, schloss die Augen und träumte vor mich
hin. Müd' und satt, wie schön is' dat! Die Sonne
schien mir warm ins Gesicht, Bienen summten,
und ich fühlte mich pudelwohl.

Plötzlich hörte ich etwas.
Ein lang gezogenes, leises „Miaaauuuu". Ich
schreckte hoch und öffnete die Augen.
Vor mir saß eine schwarze Katze. Aufrecht, den

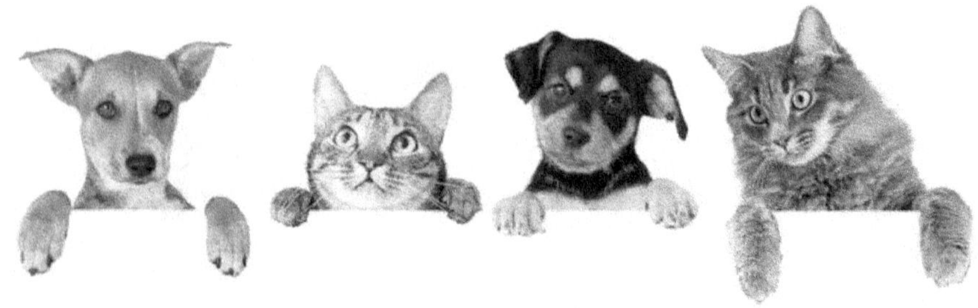

Schwanz sanft um die Vorderpfoten gewickelt.
Wie ein Sphinx saß sie vor der Bank und starrte
mich neugierig an. Ich war fasziniert und auch

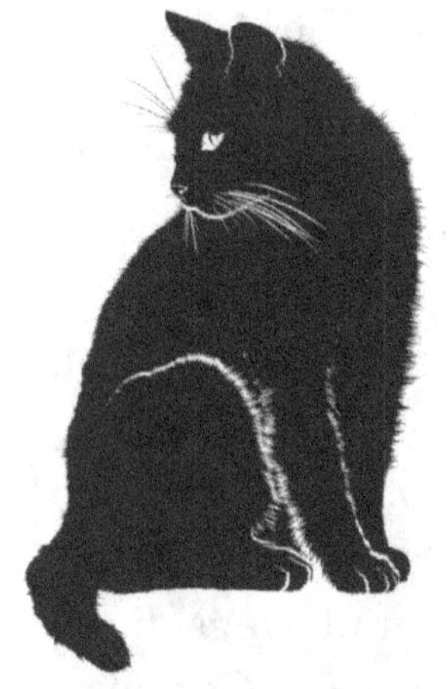

verwundert. Wo kam auf
einmal das Kätzchen her?
Ich hatte sie noch niemals
zuvor gesehen. Doch
kaum bewegte ich meine
Hand auf sie zu, um sie zu
streicheln, verschwand sie
so plötzlich, wie sie
gekommen war. Auch für
Katzen galt wohl:
„Vorsicht ist die Mutter
der Porzellankiste". Vielleicht hatte ich mich zu
schnell bewegt und ihr damit Angst gemacht.
Ich sprang auf und begann, die Katze zu
suchen. Hinter einem Johannisbeerstrauch
entdeckte ich sie schließlich. Aber kaum
näherte ich mich, lief sie fort. „Na warte",
dachte ich, „mit Speck fängt man Mäuse."
Also lief ich ins Haus und stibitzte heimlich ein
Schälchen Milch aus der Vorratskammer.

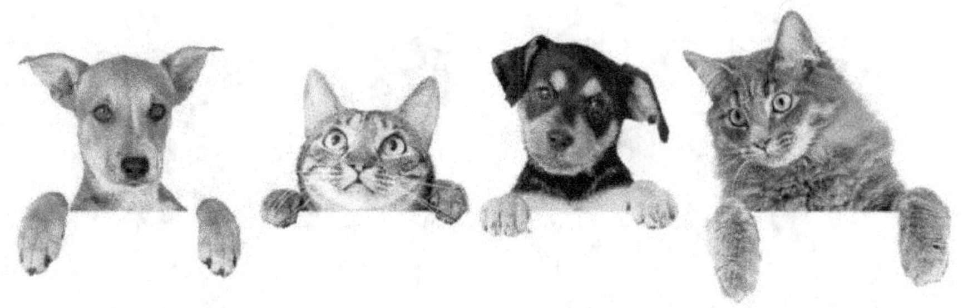

Zum Glück bekam Oma Emilie nichts davon
mit, sie war zu beschäftigt, die frisch gekrüllten
Erbsen in Gläser einzukochen. Meine
Großeltern lebten getreu dem Leitsatz
„Sparsamkeit und Fleiß machen Häuser groß".
Die gute Milch für eine fremde Katze zu
verschwenden, hätte Oma Emilie sicher nicht
erlaubt.

Mit dem Schälchen in der Hand lief ich zurück
in den Garten und suchte Minka, wie ich die
Katze mittlerweile in Gedanken nannte. Weil
ich sie aber nicht fand, setzte ich mich auf
meine Bank und stellte die Milch ab. Gut Ding
will Weile haben, also beschloss ich, zu warten.
Ich legte den Kopf zurück, schloss die Augen
und tat so, als würde ich schlafen. Tatsächlich
hörte ich nach kurzer Zeit ein Rascheln im
Gebüsch. War es Minka? Sie war es wirklich!
Ganz vorsichtig näherte sich die Katze dem
Schälchen. Sie reckte ihr Köpfchen vor und
schien die Milch zu erschnüffeln. Kaum aber
bewegte ich mich, drehte sie sich um und fegte
wie der Blitz davon. Aber Geduld ist eine

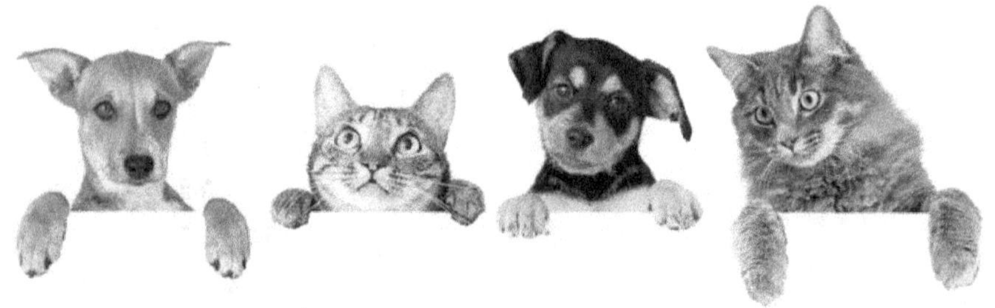

Tugend, und ich konnte sehr hartnäckig sein,
wenn ich etwas wollte. So stellte ich mich
wieder schlafend, und ich nahm mir vor, mich
dieses Mal nicht zu bewegen, sollte Minka
zurückkommen. Wieder schloss ich die Augen
und wartete. Vögel zwitscherten, und Insekten
summten durch die heiße Sommerluft. Doch
kein Rascheln im Holunderstrauch, kein
Miauen und schon gar kein Milchschlürfen
waren zu hören. Aber halt, da war etwas! Vor
mir war ein Geräusch. Als ich die Augen
langsam öffnete, saß Minka vor der Schüssel
und schleckte genüsslich die Milch.
Ihr schwarzes Fell glänzte in der Sonne, und ich
hätte sie so gern gestreichelt. „Wer wagt,
gewinnt", sagte ich mir und beugte mich
langsam und vorsichtig zu ihr hinunter. Minka
schaute auf und – es geschehen noch Zeichen
und Wunder – sie sah mich nur kurz an und
schleckte dann seelenruhig weiter. Als die
Schüssel leer war, putzte sie sich ausgiebig ihre
Pfoten, den Bauch und den Kopf. Dann kam sie
schnurrend auf mich zu und strich mir um die

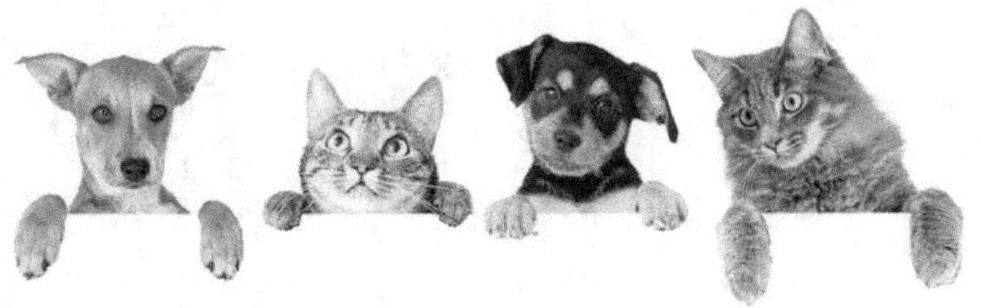

Beine, sodass ich ihr weiches Fell streicheln konnte. In der Tat, mit Geduld und Spucke fängt man eine Mucke. Oder ein schwarzes Kätzchen namens Minka.

Den Rest der Sommerferien waren die Katze und ich unzertrennlich. Jeden Tag, nachdem ich meine häuslichen Pflichten erledigt hatte, ging ich in den Garten und spielte mit Minka. Manchmal brachte ich ihr ein geschmuggeltes Schälchen Milch mit, hin und wieder sogar ein kleines Stückchen Wurst, das ich mir von meinem Mittagessen heimlich abgezwackt hatte. Denn kleine Geschenke erhalten die Freundschaft. Wir tollten herum und schmusten, und die Zeit verging wie im Flug. Es wurde ein wundervoller Sommer, an den ich immer wieder gern zurückdenke.

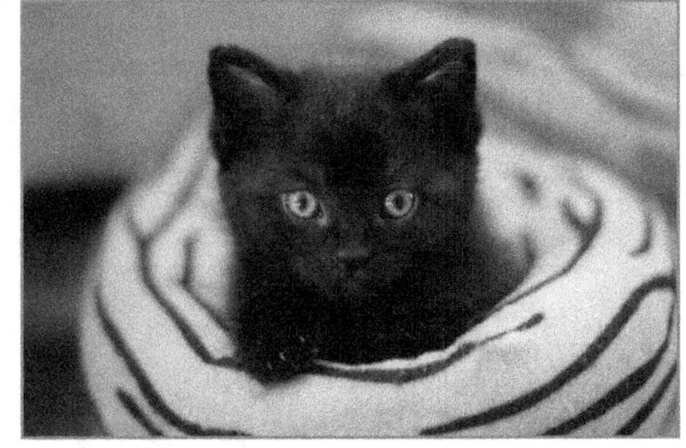

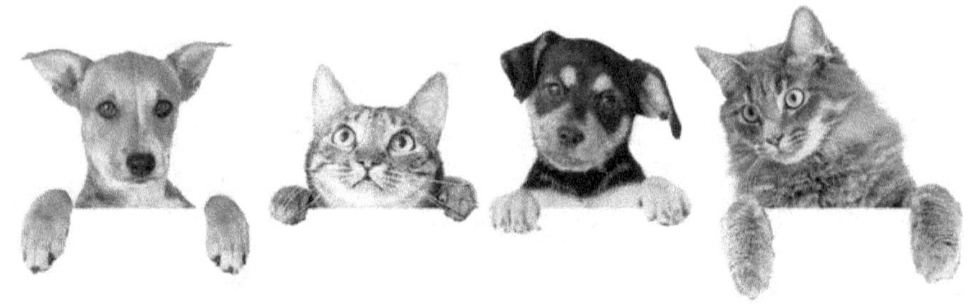

Ein Vogel kommt selten allein

Es war Frühling. Die ersten zarten Knospen hatten sich bereits geöffnet und die Luft war herrlich. Ein idealer Tag für einen Waldspaziergang. Das sah auch unser Enkel so und machte sich bereitwillig mit uns auf den Weg.

Unser Enkel war damals erst 4 Jahre alt. Er war ein aufgewecktes Kind, wissbegierig und gescheit. Er stellte jede Menge Fragen. Die meisten davon konnten wir ihm auch problemlos beantworten. An jenem Frühlings- tag gerieten wir mit unserem Wissen jedoch ins Wanken.

„Was ist das für ein Vogel, der da piept?" Die Frage erschien im ersten Moment recht simpel, doch wir waren sprachlos. Ja sicher, wir hatten es ebenfalls wohlwollend zur Kenntnis genommen, dass die ersten warmen Sonnen- strahlen auch die Vögel zum Zwitschern brachten. Um welche Vögel es sich allerdings im Einzelnen handelte, darüber hatten wir uns

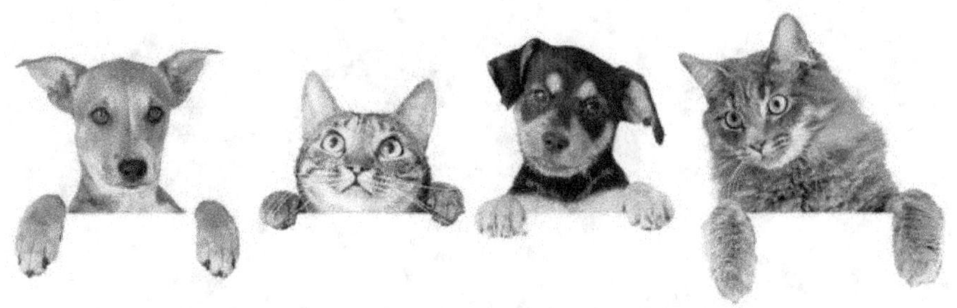

nie den Kopf zerbrochen. Wir sind in der
Großstadt aufgewachsen. Tiere sahen wir meist
nur im Zoo und wir hatten beide auch keine
Verwandten auf dem Land. Selbst einen Hund
oder eine Katze hatten wir uns nie angeschafft.
„Da! Da sitzt er und piept ganz laut."
Wir folgten dem Finger unseres Enkels und
sahen einen kleinen, hellbraunen Vogel mit
rotem Kopf und gelb-schwarzen Federn.
Er schien die Aufmerksamkeit zu spüren,
stellte sein Gezwitscher ein und flog weiter.
„Schade, jetzt ist er weg." Wir waren nicht ganz
so traurig wie unser Enkel und konnten seiner
Frage erst einmal ausweichen, indem wir
vorgaben, den Vogel so schnell gar nicht richtig
gesehen zu haben. „Vielleicht treffen wir ihn ja
noch einmal", sagten wir ermutigend.
Innerlich hofften wir jedoch auf einen
vogellosen Rückweg. Wir hatten Glück.
Die Sache ging uns jedoch den ganzen Abend
nicht mehr aus dem Kopf und wir beschlossen,
so schnell wie möglich einen Buchladen
aufzusuchen. Der frühe Vogel fängt

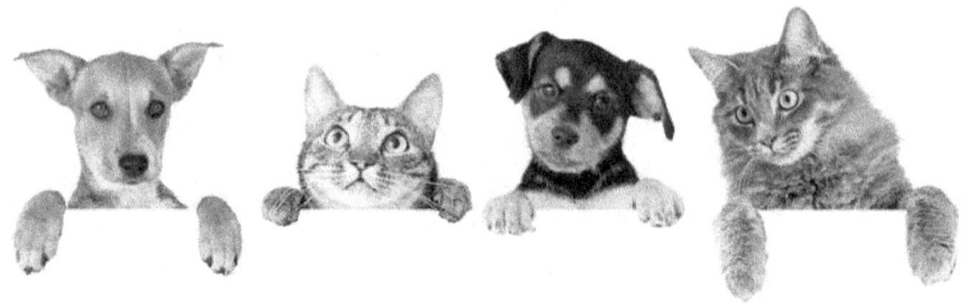

bekanntlich den Wurm und so betraten wir
schon am nächsten Morgen den kleinen Buchladen an der Ecke. Der Kunde ist dort König
und eine nette Verkäuferin war auch sofort
behilflich. Sie präsentierte verschiedene
Vogelbestimmungsbücher, einige sogar mit
beigefügter CD, um sich die einzelnen
Vogelgesänge auch noch anhören zu können.
Wir waren begeistert und kauften drei
verschiedene Bücher. Ein viertes ließen wir
gleich für unseren Enkel in Geschenkpapier
einwickeln. Kleine Geschenke erhalten
schließlich die Freundschaft.

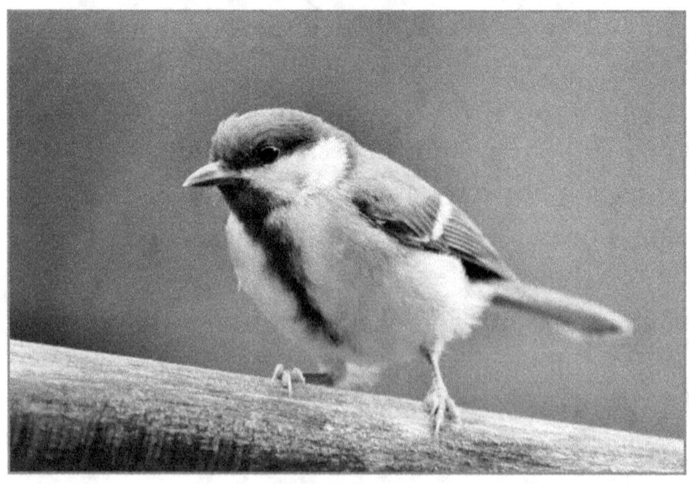

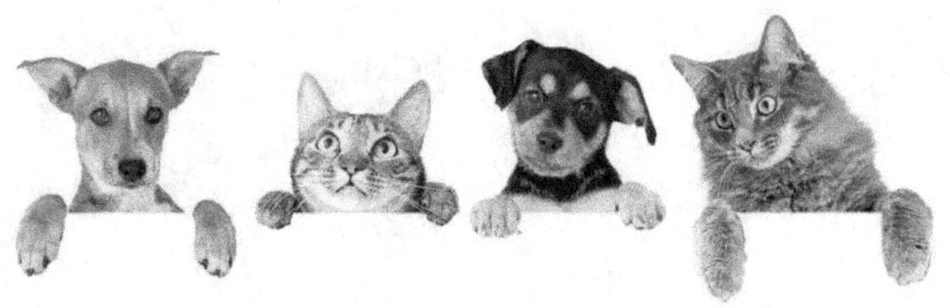

Zu Hause machten wir uns sofort an die Arbeit.
Aller Anfang ist zwar schwer, doch wir waren
voller Elan und schauten uns die Bücher und
jeden darin abgebildeten Vogel eingehend an.
Ohne Fleiß ja auch kein Preis. Von der Vielzahl
der heimischen Vogelarten waren wir
tatsächlich überrascht und unseren hellbraunen
Freund fanden wir auch erst am späten
Nachmittag auf Seite 117 von Buch Nummer
zwei. Aber besser spät als nie.
Es war ein Stieglitz, eine kleine Finkenart, die
sich anscheinend mit Rufen wie „Dudidelet"
oder „Didudit" Gehör verschafft. Uns fielen die
beiliegenden CDs wieder ein. Wir suchten
darauf nach einem Stieglitz und drehten die
Lautstärke auf. Wie „Dudidelet" oder
„Didudit" hörte es sich zwar nicht an, doch
schien es eindeutig das Piepen von gestern zu
sein. Wir lauschten den Rest des Tages auch
noch den anderen Vogelgesängen und schliefen
dann erschöpft ein.
Am nächsten Morgen standen wir früh auf.
Morgenstund hat ja bekanntlich Gold im Mund

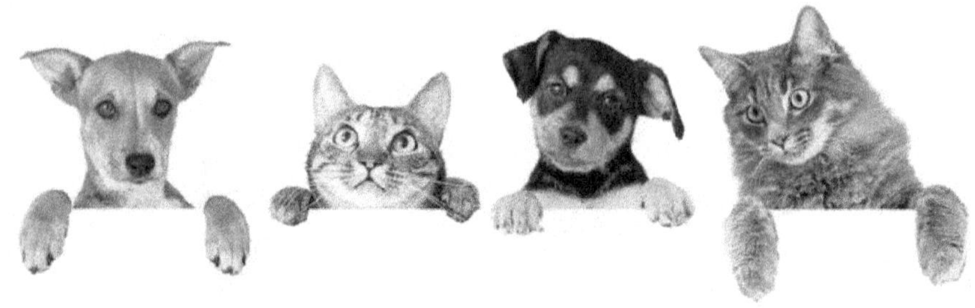

und uns hatte der Ehrgeiz gepackt. Wir wollten
beim nächsten Waldspaziergang mit
Vogelwissen glänzen und hofften auf
bewundernde Blicke unseres Enkels.
Hätten wir gewusst, dass wir dafür fast zwei
Wochen über unseren drei Vogelbüchern sitzen
würden, hätten wir es vermutlich gelassen.
Doch Gutes braucht anscheinend seine Zeit.
Jeden Abend schwirrten uns die Köpfe. Das
Piepsen und Zwitschern der ständig laufenden
Vogel-CDs war schlimmer als jeder Ohrwurm.
Wir sprachen nur noch über Vögel, sahen sie
überall und träumten sogar von ihnen.
Doch frisch gewagt ist halb gewonnen und so
zeigten sich langsam erste Erfolge. Wir
erkannten mehrere Gesänge, ohne
nachzuschauen und waren in der Lage, einige
Vögel anhand von Gefieder, Schnabel und
Größe zu bestimmen. Wir waren stolz auf uns.
Am nächsten Wochenende starteten wir einen
Versuch in freier Natur. Wir fuhren erneut in
den Wald und warteten. Zunächst ließ sich kein
Vogel blicken und so konzentrierten wir uns

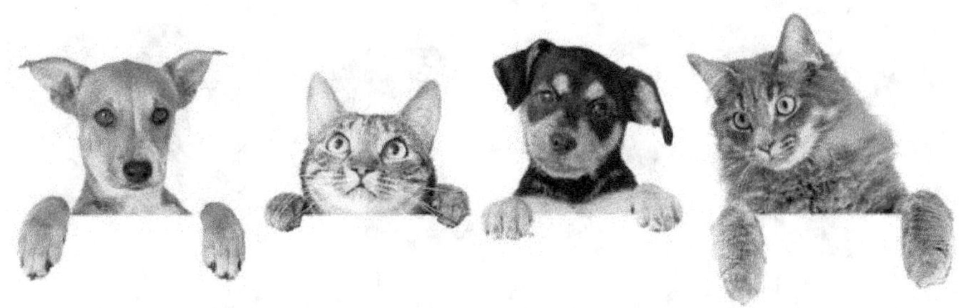

erst einmal auf deren Gesänge. Doch irgendwie
klang alles anders als zu Hause. Die Vögel
sangen alle durcheinander, mal lauter und mal
leiser. Wir konnten keinen einzigen Vogel
bestimmen.
Noch gaben wir aber nicht auf und suchten nun
angestrengt alle Zweige ab. Wer suchet, der
findet – nämlich einen kleinen Vogel mit
rötlichem Schwanz. Wir waren uns sofort einig.
Ein Rotschwanz! Nach kurzem Überlegen und
einem zweiten Blick identifizierten wir ihn als
Gartenrotschwanz. Wir freuten uns, wurden
aber kurz darauf von einem vorbeikommenden
älteren Herrn belehrt, dass es sich um einen
Hausrotschwanz handele. Man könne es doch
an der dunkelgrauen Brust erkennen.
Wir beschlossen, beim nächsten Mal einfach
nicht ins Detail zu gehen. Mit dem Rotschwanz
lagen wir ja immerhin richtig.
Einige Tage später war erneut unser Enkel zu
Besuch. Ganz beiläufig fragten wir ihn, ob er
Lust auf einen kleinen Spaziergang durch den
Wald hätte.

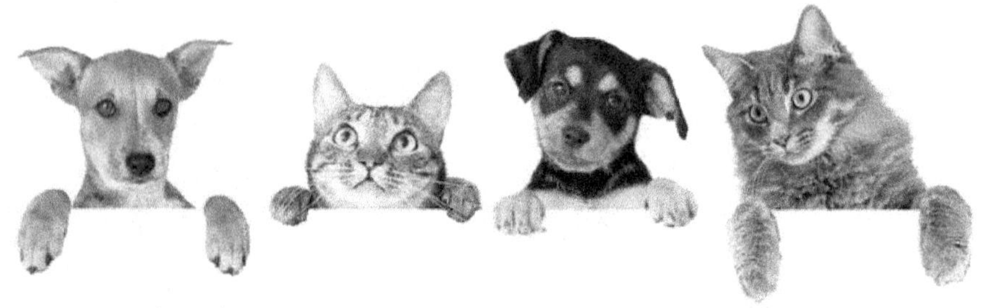

Er bejahte und so machten wir uns auf den
Weg.
Wir waren angespannt. Würde alles klappen?
Es war fast wie vor einer Prüfung. Doch wir
hatten geübt und die letzten beiden Tage noch

einmal alles wieder-
holt. Und auch ein
blindes Huhn findet ja
schließlich einmal ein
Korn.
Um es
vorwegzunehmen – es
lief besser als gedacht.
Wir konzentrierten uns
auf die weniger
komplizierten Vögel
und zeigten unserem

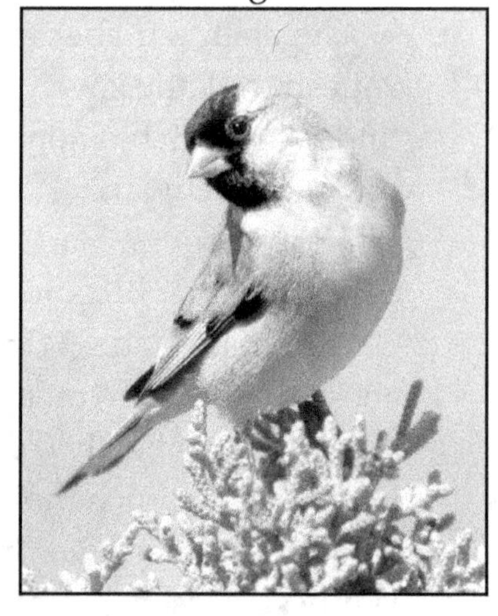

Enkel besagten Rotschwanz und natürlich
unseren Freund, den Stieglitz.
Überraschenderweise ließ sich an diesem Tag
auch noch ein Eichelhäher blicken und ein
Specht hämmerte von Zeit zu Zeit wie wild auf
einen Baumstamm ein. Wir konnten ihn zwar

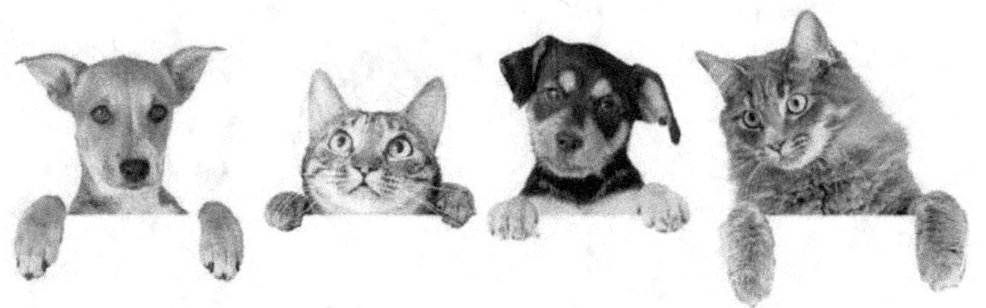

nicht sehen, doch erzählten wir unserem Enkel
eifrig von den Unterschieden zwischen Bunt-,
Grün- und Schwarzspecht. Er schien zufrieden
und uns fiel ein Stein vom Herzen. Ende gut,
alles gut.

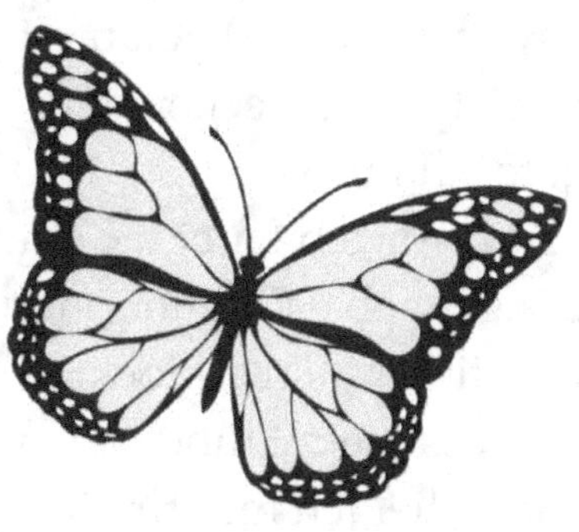

Erleichtert
schlenderten wir
noch etwas
durch den Wald.
Die Luft roch
nach frisch
geschlagenem
Holz und
Schmetterlinge
flogen zwischen den hellen Sonnenstrahlen
hindurch. Unser Enkel entdeckte sie und
schaute interessiert zu.
„Was sind das für Schmetterlinge?"
Wir hielten die Luft an. Man sollte den Tag
nicht vor dem
Abend loben …

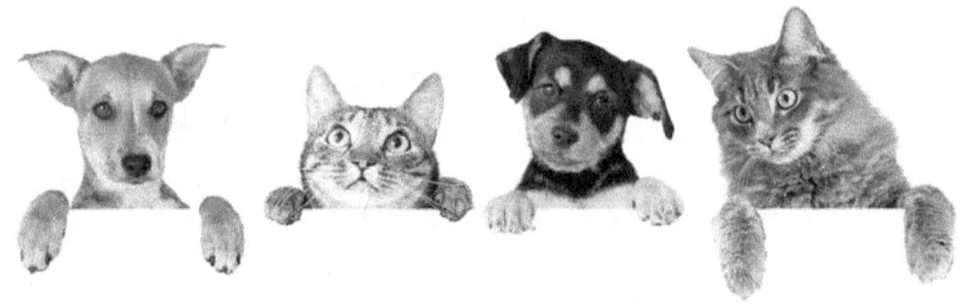

Mein treuer Hund aus der Kindheit

»Früher, als ich ein Kind war, da hatte ich einen
Hund«, sagte Opa und sah dabei in die Ferne.
»Der Kerl war einfach sagenhaft. Wenn ich ihn
rief, dann kam er schwanzwedelnd gelaufen.
Er wusste, dass ich meist etwas Leckeres für
ihn hatte. Damit lockte ich ihn.«
Die Augen des Mannes wurden feucht. Keiner
der Zuhörer konnte sagen, ob es Trauer oder
Wehmut war, die ihm die Tränen entlockte.
»Ich wollte natürlich, dass mein Hund gut auf
mich hörte. Stundenlang lief ich mit ihm im
Hof umher, befahl ihm dieses und jenes. Doch
so sehr ich mich auch mühte, er verstand nur
den Befehl ›Komm‹. Und das auch nicht immer.
Wenn ich sicher sein wollte, dass er wirklich zu
mir kam, dann musste ich
›Komm, Leckerchen!‹ rufen.
Dann aber kam er wirklich wie der Blitz, egal
wo er vorher war. Mit einer Ausnahme. Wenn
die Hündin des Nachbarn läufig war, dann
stand er stundenlang schnuppernd am

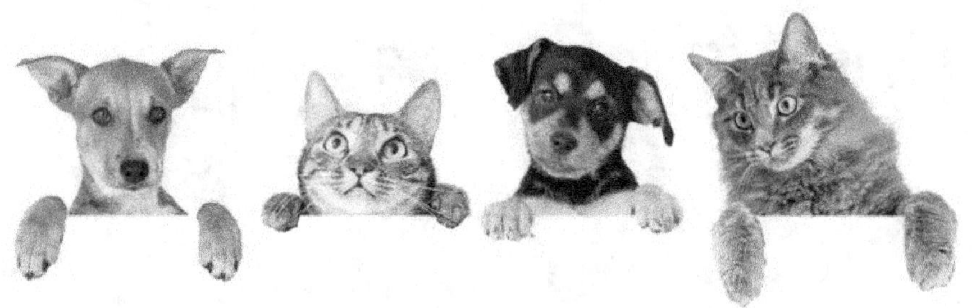

Gartenzaun und heulte gelegentlich
sehnsüchtig laut auf. Aber das habe ich damals
noch nicht verstanden.«
Der alte Mann nestelte ein Taschentuch aus
seiner Tasche und tupfte sich die Augen
trocken. Dann sprach er mit zitternder Stimme
weiter.
»Der Hund, wir hatten ihn ganz einfach
›Hasso‹ genannt, war so anhänglich, dass ich
ohne Leine mit ihm aufs Feld gehen konnte.
Dort warf ich Lehmklumpen, denen er eifrig
nachsetzte. Im Sommer waren es richtige
Staubfahnen, die er aufwirbelte. Das Lustigste
aber war, wenn ich ihm befahl, einen anderen
Menschen, meist meine Geschwister oder
meine Eltern, anzugreifen bzw. zu erschrecken.
Ich rief ›Fass!‹, und Hasso reagierte sofort.
Jedoch immer anders, als ich es erwartet hatte.
Meistens sprang er mich dann ohne zu zögern
an und leckte dann noch frech über mein
Gesicht. So ein Dummerchen, aber dennoch ein
herzenslieber, treuer Kerl.«

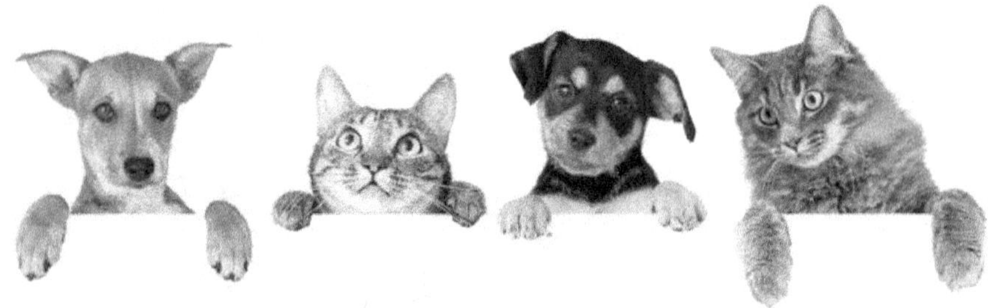

Freudenfalten zeigten sich auf dem Gesicht des Erzählers, er war ganz in seiner Erinnerung vertieft. Erneut tupfte er sich seine Augen trocken und führte nach einer kleinen Pause die Erzählung fort.

»Ganz toll war auch, dass Hasso mir immer entgegenkam, wenn die Schule vorbei war. Ich hatte für ihn meistens etwas von meinem Pausenbrot aufgehoben, das bekam er dann. Und meine Freunde, die mit mir gingen, die fanden es auch ganz toll, meinen Hund mit Brotresten oder Süßigkeiten zu füttern.«

Der Mann unterbrach sich erneut, sein Gesicht verkrampfte sich, und erst nach einer kleinen Weile sprach er weiter.

»Mit zehn Jahren wechselte ich die Schule. Ich kam auf eine, die in einem anderen Stadtteil lag. Zwar musste ich dafür eine Nebenstraße überqueren, das war aber kein Problem für mich. Hasso kam mir nach der Schule wie immer entgegen. Einige Zeit ging das auch gut, aber dann schaffte ein Autofahrer es nicht mehr, sein Fahrzeug rechtzeitig zu bremsen.

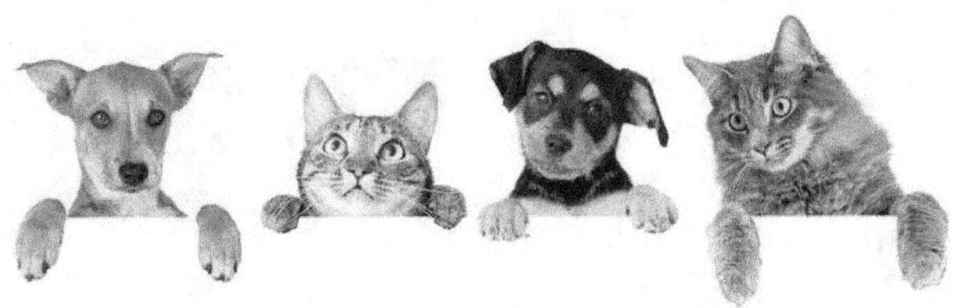

Hasso wurde vor meinen Augen angefahren,
lag bewegungslos auf der Straße. Ich rannte zu
ihm, setzte mich auf den Asphalt, legte seine
Schnauze in meinen Schoß. Heulend drückte
ich ihm ein Stückchen Salami in sein Maul, aus
dem Blut in dünnen Rinnsalen floss. Es war
natürlich sinnlos, er starb in meinen Armen.
Danach wollte ich keinen Hund mehr, es war
der erste und letzte in meinem ganzen Leben.«

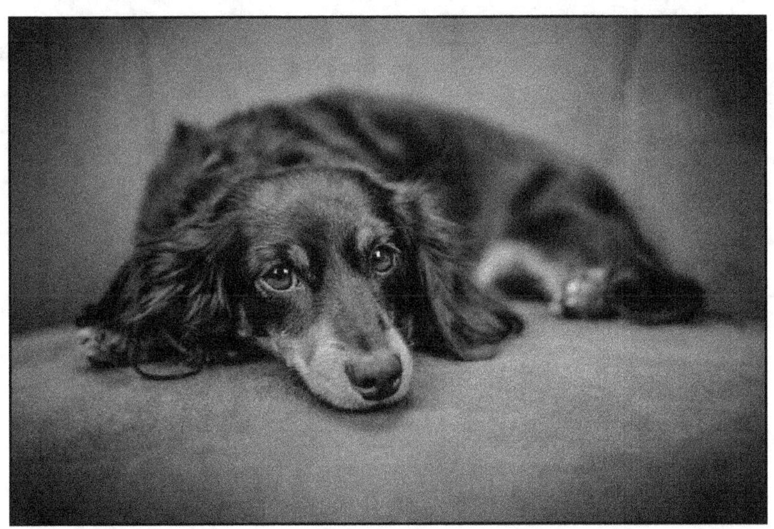

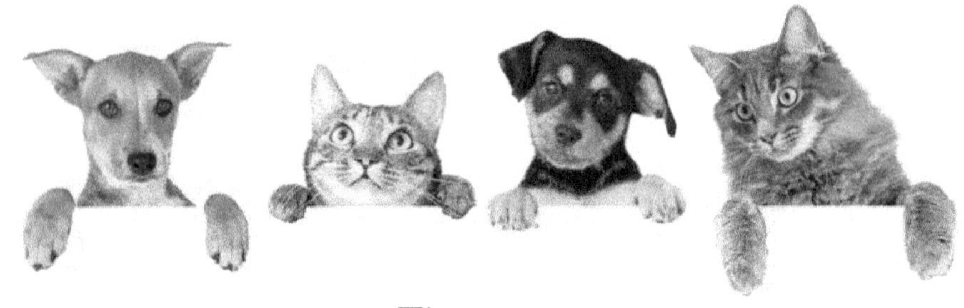

Tiergarten

Alles neu macht der Mai, sagt man. So war es auch in jenen ersten Maitagen im Berliner Tiergarten, ganz in der Nähe des großen Berliner Zoogeländes. Mein neunjähriger Enkelsohn Ben und ich waren dort unterwegs, um endlich den von ihm so lang ersehnten Zoobesuch zu unternehmen. Als wir gerade eine größere Gruppe von Passanten umrunden wollten, die sich wohl um Straßenmusiker versammelt hatten, hörte ich plötzlich eine interessante Kinderstimme singen: „All of me. Why not take all of me?" Ein recht selbstbewusst auftretender Junge sang zur Keyboard-Begleitung seines Vaters diesen schönen alten Jazz-Klassiker. „Warte mal kurz, ich möchte dieses Lied gern hören", sagte ich zu Ben. Es war bestimmt schon 50 Jahre her, und dennoch erinnerte ich mich sehr genau an jenen schönen, sonnigen Apriltag, den ersten milden Frühlingstag nach dem langen, kalten Winter damals, als ich im Berliner Tiergarten mit

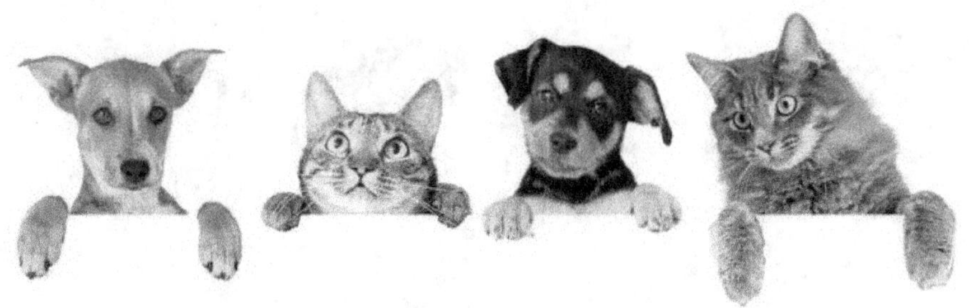

meinem Vater einen eher langweiligen
Spaziergang machen musste.
„Papa, wollen wir heute Knautschke im Zoo
besuchen?", fragte ich ihn. „Die Karten
kosten, glaube ich, nicht so viel Geld."
Knautschke war das Flusspferd und eine echte
Attraktion. „Auch wenn die Eintrittskarten
nicht so teuer sind, wir müssen sparen. Wer
den Pfennig nicht ehrt, ist des Talers nicht
wert", antwortete mein Vater. „Denk daran,
dass bald Muttertag ist, wir müssen Mutti
etwas schenken, eine Freude machen, vielleicht
malst du ihr ein Bild, eine Blume oder so."
Wie langweilig, dachte ich, dann sagte Papa
weiter: „Ich kaufe ihr dann ein Parfüm, 4711
Echt Kölnisch Wasser, vielleicht mag sie das?
Und eine
Packung
Pralinen,
vielleicht Ferrero
Küsschen oder
so." So ein
Einfaltspinsel,

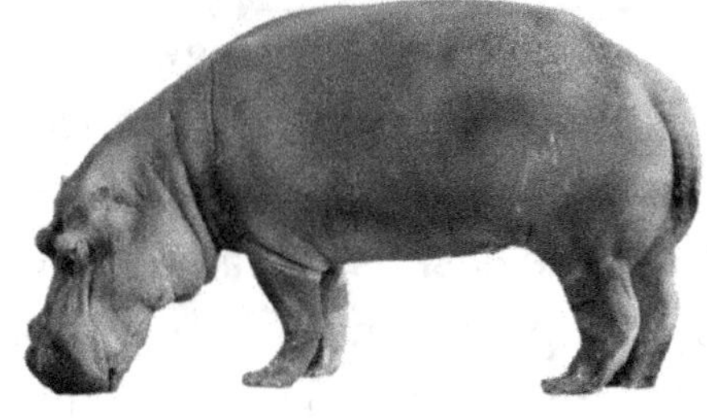

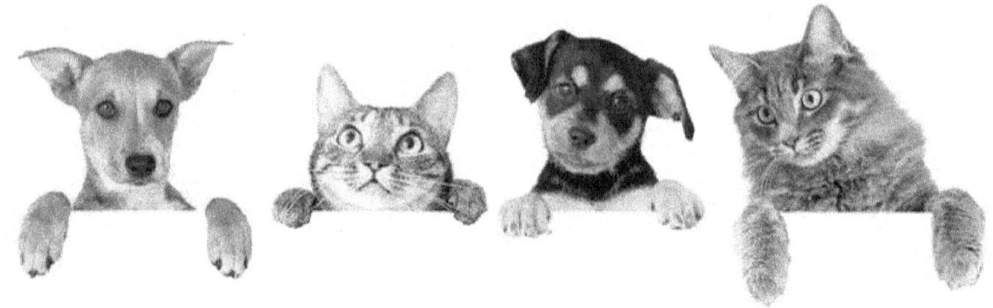

dachte ich. Meine Mutti ist doch eine ganz besondere Frau. Sie kann so viel und sie ist hübsch und sie ist immer für uns da, besonders wenn ich mal krank bin, weiß sie immer, was zu tun ist, damit ich schnell wieder gesund werde. Auch Papa betüddelt sie sofort, wenn der mal ein bisschen hustet, und dann ist er immer so wehleidig wie ein altes Weib.
„Papa, vielleicht möchte auch Mama den Knautschke besuchen?", startete ich noch einen Versuch, denn die Hoffnung stirbt zuletzt.
„Das Ei will klüger sein als die Henne. Du denkst wohl, ich weiß nicht, was deine Mutter mag", erwiderte mein Vater. „Aber Papa, ich wünschte mir nur, wir könnten doch alle zusammen etwas zum Muttertag unternehmen." „Das Leben ist kein Wunschkonzert, mein Junge", war die Antwort meines Vaters, der wirklich in jeder Situation eine passende Redewendung parat hatte und damit jede Diskussion ad absurdum führte. „Na gut, Papa, ich male dann eben eine Blume", antwortete ich artig und wusste in diesem

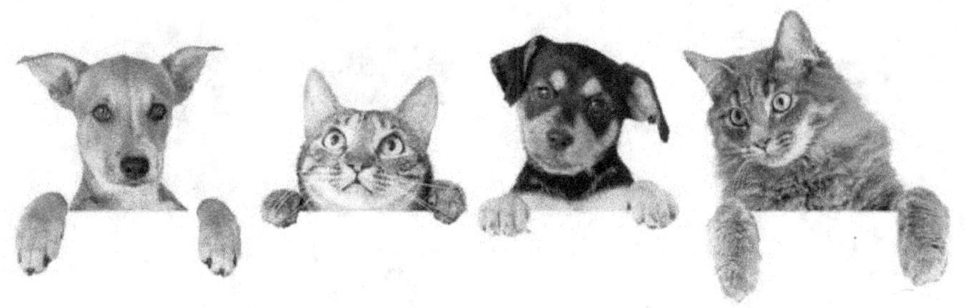

Moment, dass Mama mehr verdient hat als ranzige Pralinen, meine hässliche Blume und ein stinkendes, altmodisches Parfüm.
„Apropos Wunschkonzert, wir müssen uns beeilen, sonst kommen wir noch zu spät zu deinem Unterricht", warf mein Vater besorgt ein. An jenem Nachmittag brachte mich mein Vater wieder einmal zum Klavierunterricht. Meine Lehrerin war eine strenge Frau und verlangte immer viel von mir, aber sie war dennoch eine gute Lehrerin. Nachdem ich ihr meine Etüden vorgespielt hatte und sie anfing, meinen Fingersatz zu korrigieren, fasste ich meinen ganzen Mut zusammen und sagte zu ihr: „Darf ich Sie mal was fragen?"
„Natürlich, deshalb kommst du doch zu mir in den Unterricht", antwortete sie wie auswendig gelernt. „Worüber würden Sie sich eigentlich freuen, wenn Muttertag ist?", war meine Frage.
Irgendwie hat meine schlaue Lehrerin sofort verstanden, worum es mir ging. „Also ganz sicher nicht über eine Schachtel Pralinen, ein

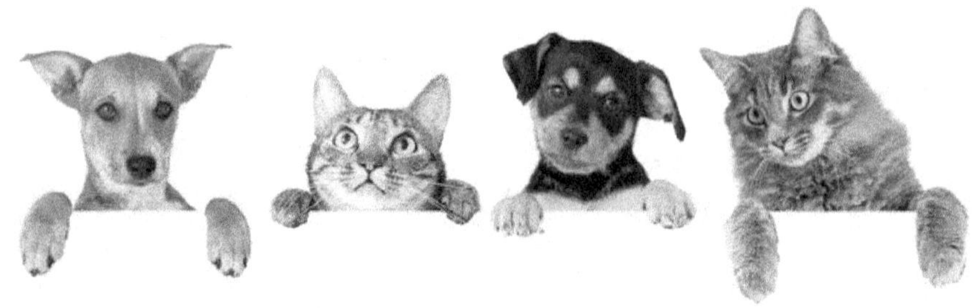

billiges Parfüm und ein schlecht gemaltes
Kinderbild", sagte sie. „Es dürfte dir ja nicht
entgangen sein, dass ich Musikerin bin und
Musik über alles liebe. Wie ist das bei deiner
Mama? Welche Art von Musik mag sie denn?",
fuhr meine Lehrerin fort. „Ich glaube, das sind
alte Jazz-Standards, auch Dean Martin hört sie
ganz gern", konnte ich darauf antworten. „Also
gut, ich weiß, was wir da machen, bis zum
Muttertag haben wir noch etwas Zeit, wir
schaffen das." Während sie das so sagte,
wühlte sie auch schon in ihrem riesigen Noten-
schrank, den sie immer als „mein Schatz"
bezeichnete.

„Weißt du, das ist eine sehr gute Idee.
Heute starten wir damit, parallel zum
Klavierspielen zu singen, das wird dir richtig
Spaß machen. Zwar hast du in der Schule
gerade erst mit dem Englischunterricht
angefangen, aber schau dir mal diesen Text an:
All of me.
Why not take all of me?
Can't you see?

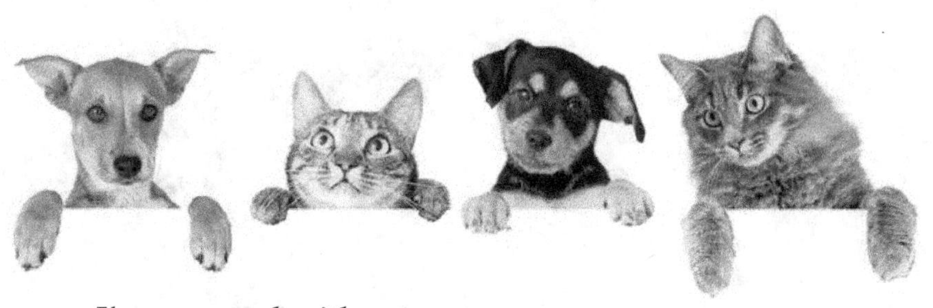

I'm no good without you.
Take my lips,
I wanna lose them.
Take my arms,
I'll never use them.
Your goodbye left me with eyes that cry.
How can I get along without you?
You took the part that ones was my heart.
So why not, why not take all of me?

„Das schaffe ich doch nie im Leben", sagte ich,
nachdem ich Noten gesehen hatte. „Übung
macht den Meister", erwiderte meine Lehrerin,
und nach ihren kurzen, aber wirklich sehr
hilfreichen Erklärungen war mir schnell klar
geworden, was ich da zu meiner Mutti singe,
und das von ganzem Herzen. Die einfachen
Tricks – und Not macht erfinderisch –, mit
denen langweilige Kadenzen zu jazzigem
Klang aufgewertet werden können, gaben mir
einen richtigen Schub nach vorne, nicht nur in
meinem Klavierspiel, sondern vor allem in
meiner Motivation.

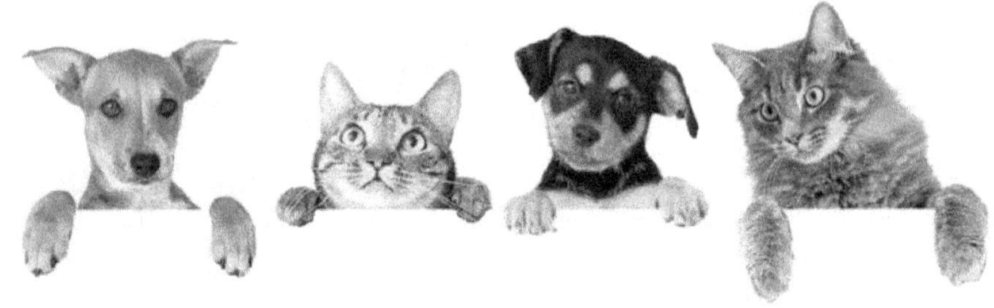

Es kommt alles, wie es kommen soll. Der
Muttertag lief dann so ab, dass sich mein Vater
sichtlich bemühte, meiner Mutti feierlich-
stilvoll und mit einer Rede, die niemand so
recht hören wollte, zwei kleine, schludrig
eingewickelte Päckchen zu übergeben, um
dann den Hinweis darauf zu geben, dass ich
auch noch etwas vorbereitet hatte. Zu seiner
Überraschung setzte ich mich dann ans Klavier
und begann zu singen. Noch nie sah ich meine
Mutter so vertieft träumen mit ihren schönen
blauen, mit zarten Tränen glänzenden Augen,
die ins Unendliche mündeten.
„Das hat dein Papa aber genial vorbereitet,
noch nie habe ich einen so schönen
Muttertag erlebt", sagte sie, als ich fertig war.
„Ich glaube, heute hat dein Papa eine ganz
besondere Überraschung verdient, und du
gehst heute am besten etwas früher ins
Bettchen." „Richtig, der Apfel fällt nicht weit
vom Stamm, hast du gut gemacht. Ich habe
noch eine Überraschung für euch. Nächste
Woche gehen wir zusammen Knautschke

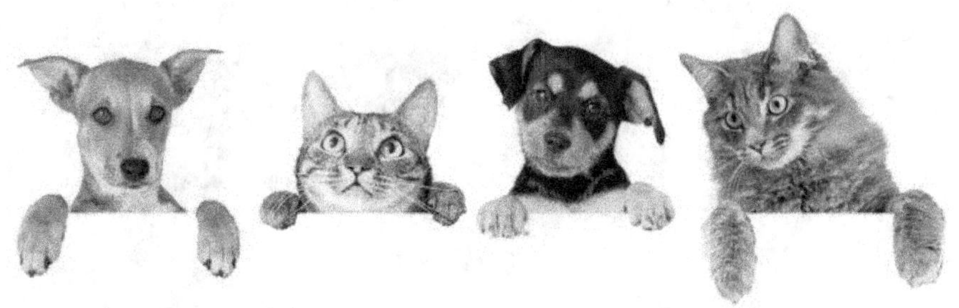

besuchen", fügte mein Vater mit stolzerfüllter
Brust hinzu.

„Opa, Opa, wer zuerst kommt, mahlt zuerst,
das sagst du doch immer, wenn wir uns beeilen
müssen, wir verpassen noch die Fütterung der
Tiere", hörte ich plötzlich Bens Stimme.

„Ja, du hast recht, beeilen wir uns. Weißt du
Ben, ich möchte dir gern eine Geschichte über
ein Nilpferd namens Knautschke erzählen. Als
ich noch ein Kind war, ungefähr in deinem
Alter, so lange ist es her …"

[* Knautschke (geb. am 29. Mai 1943 in Berlin, gestorben am 20.
Juni 1988) war ein Flusspferd im Berliner Zoo, eines von nur 91
Tieren, die die Bombenangriffe während des Zweiten
Weltkriegs überlebten. Knautschke war jahrzehntelang ein
Publikumsmagnet und ein echter Kämpfer.]

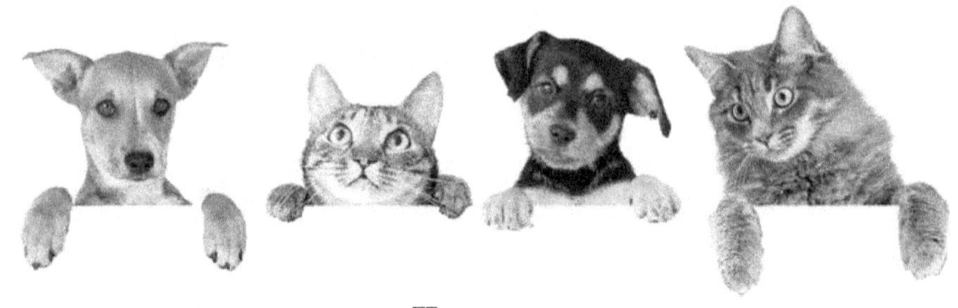

Verraten

»Endlich hat es mal geklappt mit unserem lang
ersehnten Kaffeeklatsch!«, freut sich Gerlinde
mit den Verwandten in ihrem Schrebergarten.
»Dies ist in der Tat eine lustige Runde, da will
ich euch gleich eine lustige Geschichte von
früher erzählen. Als ich sieben Jahre alt war,
hatten wir den frechen Wellensittich Koko.
Mein Bruder verpetzte mich damals nur allzu
gerne, auch oft zu
Unrecht. Er war als
großer Bruder auf mich
eifersüchtig und stellte
mich daher immer gerne
vor den Eltern bloß.
Unser Wellensittich Koko
plapperte regelmäßig
alles nach, was mein
Bruder auch immer sagte.
Einmal, als mein Bruder
Manfred mich zu Unrecht
beschuldigt hatte, dass

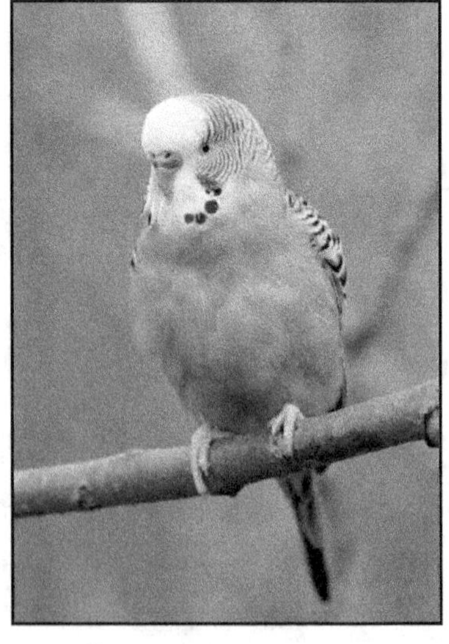

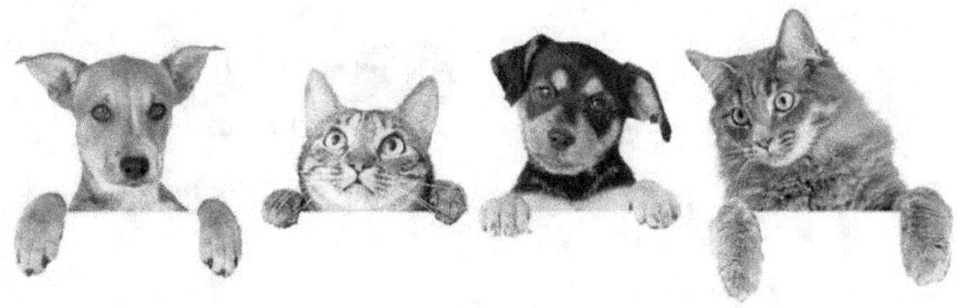

ich meine Hausaufgaben abgeschrieben hätte,
nahm ich meinen Mut zusammen und erzählte
meinen Eltern, dass Manfred immer sehr
gemein zu mir ist und dass er auch gerne petzt
oder etwas erfindet. Da ich aber somit auch
meinen Bruder gerade verpetzt hatte, bekam
ich von meiner Mutter natürlich dafür auch
sofort Ärger, Geschwister sollen ja bekanntlich
zusammenhalten, aber auch Manfred kam
durch meine Offenbarung diesmal nicht
ungeschoren davon. Und auch in der Schule
fiel mein Bruder immer mehr durch seine
Petzerei auf, weshalb sich sogar unser Lehrer
über Manfred bei unseren Eltern beschwerte.
Daraufhin haben sie ihm gehörig den Kopf
gewaschen. Er musste ihnen versichern, dass er
die Petzerei sofort sein lässt, oder er würde
zum kommenden Weihnachtsfest kein
Geschenk bekommen. Da bekam es Manfred
nun doch mit der Angst und versicherte
unseren Eltern sofort, sich zu bessern. Ich
war allerdings auch nicht viel besser, gepetzt
habe ich zwar nicht, aber ich habe gerne

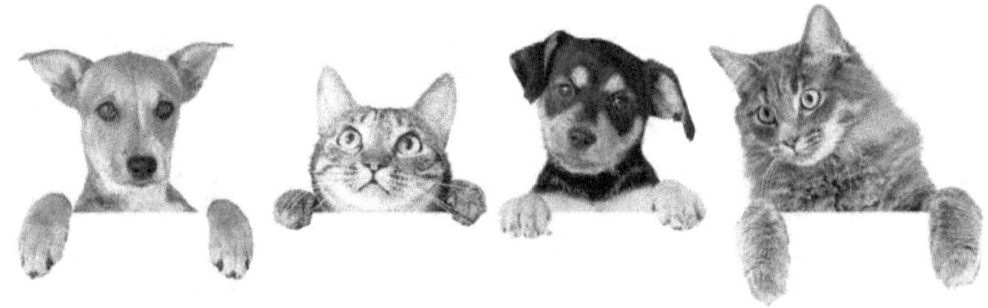

anderen kleine Streiche gespielt. Einmal habe
ich mir mit unserer Mutter einen Scherz erlaubt
und einen ihrer Schuhe versteckt. Unsere
Mutter suchte und fluchte. Ich versteckte mich
hinter einer Tür und grinste. Um Manfreds
Ehrlichkeit zu prüfen, fragte Mutter ihn, ob er
nicht wüsste, wo der Schuh sein könnte.
Obwohl er wusste, wer der Übeltäter war,
zuckte er diesmal nur mit den Schultern,
schüttelte den Kopf und verpetzte mich
diesmal nicht. Dann ging meine Mutter ins
Wohnzimmer, um weiterzusuchen, und wir
Kinder taten so, als würden wir das auch tun.
Mit strenger Miene ging Mutter noch einmal
auf Manfred zu und fragte: ›Wo ist der Schuh?
War das deine Schwester Gerlinde?‹ Mit
unschuldiger Miene schüttelte Manfred
abermals den Kopf und sagte: ›Nein‹.
Daraufhin neigte Koko, dessen Käfig im Wohnzimmer stand, den Kopf und plapperte:
›Gerlinde hat ihn, Gerlinde hat ihn‹. Das sagte
der Vogel nämlich immer, weil er das von
Manfred gehört hatte, wenn meiner Mutter ein

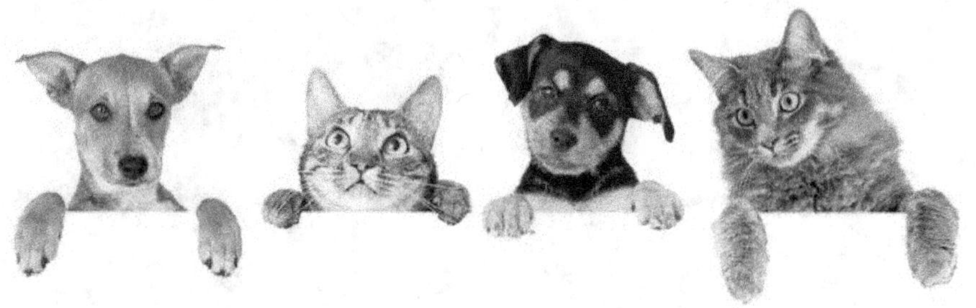

Gegenstand fehlte. Da bekam ich es mit der Angst, konnte mir aber trotzdem nur schwer das Lachen verkneifen. Daraufhin kam unsere Mutter mit ihrem Zeigefinger auf mich zu und rief: ›Sag die Wahrheit! Wo ist der Schuh?‹ ›Ich weiß es nicht‹, sagte ich darauf. Gleich danach wackelte Koko wieder mit dem Kopf auf und ab und plapperte: ›Gerlinde hat ihn, Gerlinde hat ihn‹. Da ich aus Schabernack manchmal Gegenstände von anderen in meine Schublade gesteckt hatte, was Manfred sofort bemerkte und als Anlass zum Petzen nahm, rief Koko zwischendurch auch ›Schublade, Schublade‹. Da zerrte mich meine Mutter ins Kinderzimmer und schrie: ›Schublade aufmachen!‹ Und siehe da, in der Kleiderschrank-Schublade prangte Mutters Schuh hervor. Ich bekam eine Ohrfeige, und Mutter nahm sich den Schuh zurück. Und Koko, unser Wellensittich, schien sich über das Ergebnis seines Verrates auch noch zu freuen. Doch eigentlich bin ich ja selber schuld, und darum muss ich bis heute, wenn ich an diese Geschichte denke, herzhaft darüber

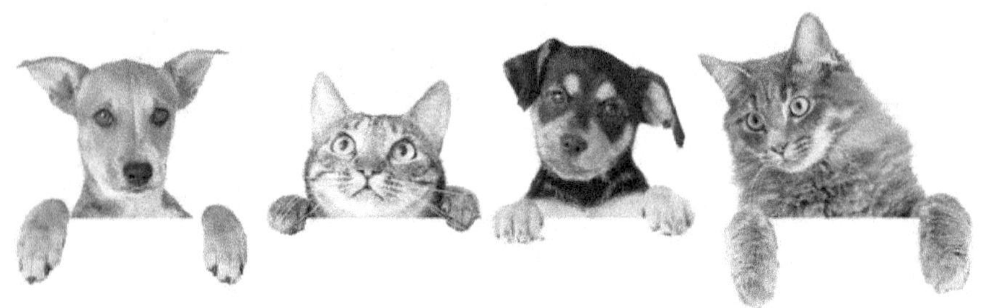

lachen. Was für dumme Scherze habe ich doch damals gemacht und wie dumm war ich, dass ich immer dasselbe Versteck benutzt habe. Ach ja.«

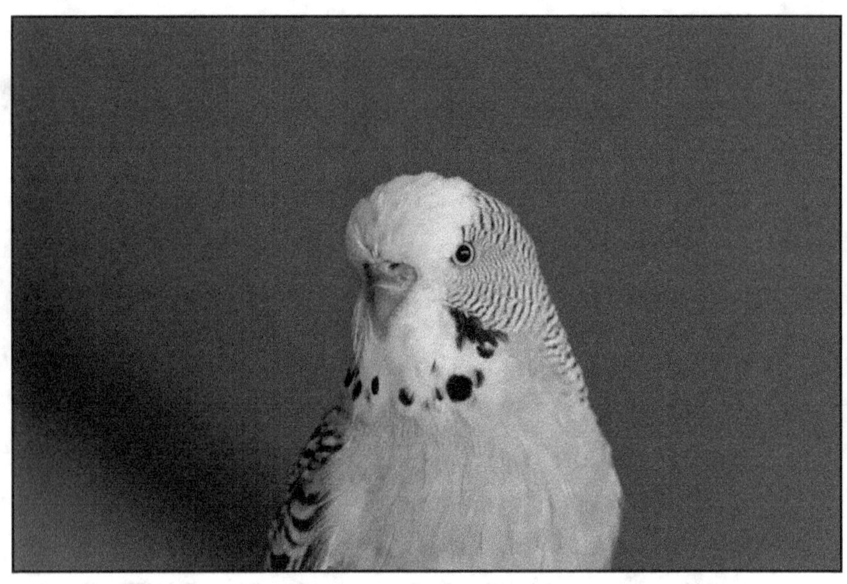

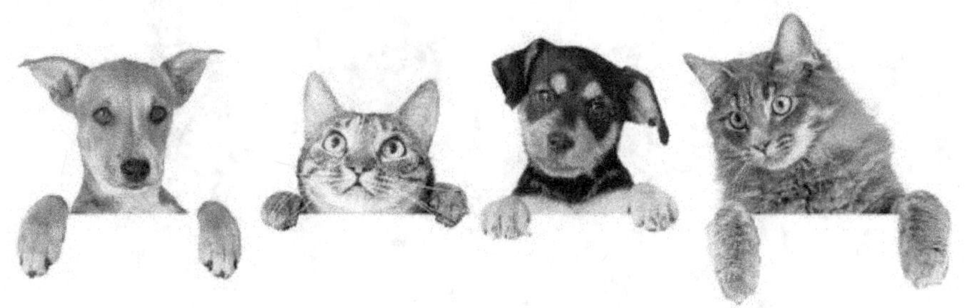

Das diebische Jahrmarkt-Äffchen

Der Besuch auf dem Jahrmarkt war jedes Jahr
im Sommer eine kleine Sensation für mich.
Sobald die bunten Plakate in der Stadt
angebracht wurden, wusste ich, dass die
Eröffnung des Jahrmarkts in etwa drei Wochen
so weit sein würde. Auf dem Nachhauseweg
von der Schule lief ich immer einen kleinen
Umweg, um am Festplatz vorbeizukommen.
Jeden Tag wollte ich sehen, wie weit der
Aufbau der
Fahrgeschäfte war
und ob es etwas
Neues für mich zu
entdecken gab.
Natürlich waren in
erster Linie die
letzten paar Tage
vor der Eröffnung
die spannendsten.
Die
Fahrgeschäfte

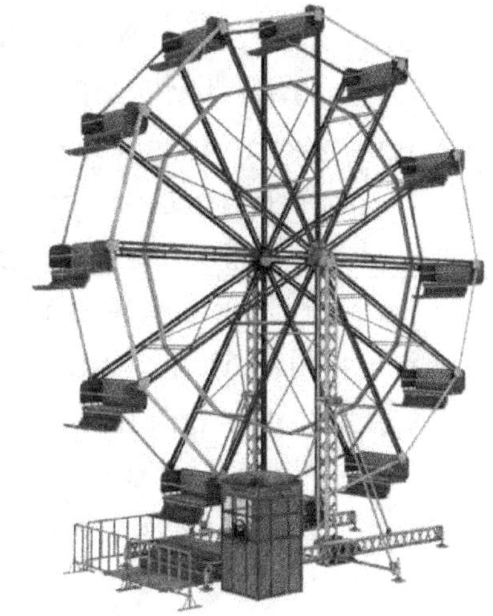

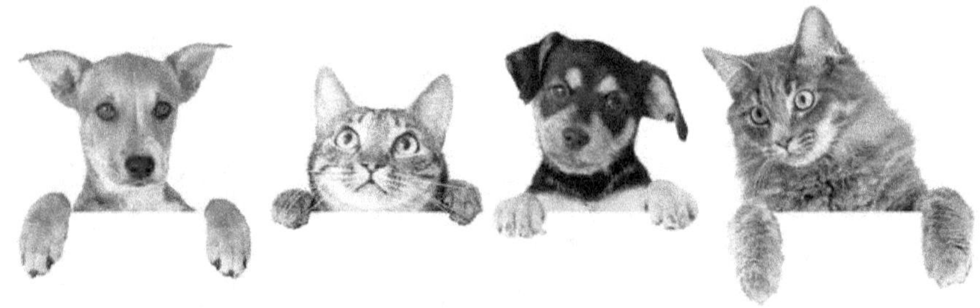

nahmen langsam Gestalt an: Das Riesenrad war nun nicht mehr ein rundes, hohles Gerüst, sondern mit korbähnlichen Kabinen besetzt, die abwechselnd blaue und rote Dächer besaßen, während die Sitze des Kettenkarussells sich vom Wind seicht hin und her bewegen ließen. Und dann war da noch dieses schaurige Skelett, vor der Geisterbahn, das mir auf meinem Nachhauseweg so lange nachwinkte, bis ich es aufgrund der Entfernung nicht mehr sehen konnte. Als ich meiner Mutter von dem gruseligen Skelett erzählte, versuchte sie mich zu beruhigen und erklärte mir, dass es sich nur um eine Attrappe handeln würde, die Leuten Angst machen sollte. Obwohl sie mir versprach, dass ich keine Angst haben müsse, fühlte ich mich nie gut, wenn der dürre Arm des Skeletts meine Augen durch seine Auf-und-ab-Bewegung auf sich lenkte, sodass ich schließlich immer ein wenig schneller als gewohnt nach Hause lief.
Bereits am Tag der Eröffnung konnte ich es nicht mehr abwarten und wollte den

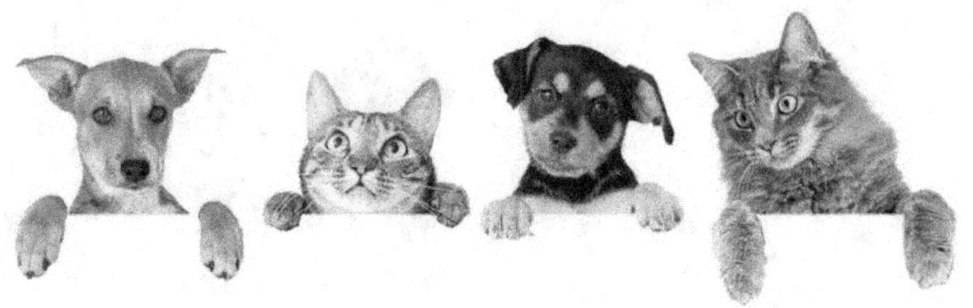

Jahrmarkt so schnell wie möglich besuchen.
Weil ich noch in die Grundschule ging, durfte
ich nicht mit Freunden zum Festplatz, sondern
nur in Begleitung meiner Eltern. Meine Mutter
hatte sich eine leichte Sommergrippe
zugezogen, sodass sie meinen Vater und mich
nicht begleiten wollte. Ich bettelte meinen
Vater förmlich an, mit mir zum Jahrmarkt zu
gehen, und sprach pausenlos von den
Attraktionen, die dort warteten. Weil er mir
eine Freude machen wollte und wusste, dass
ich nicht aufgeben würde, entschied er sich
schließlich, nach seiner Arbeit am nächsten Tag
mit mir dorthin zu gehen. Mein Vater arbeitete
in einer kleinen Steuerkanzlei als Steuerberater
und machte für mich bereits um vier Uhr
nachmittags Feierabend. Weil ich den Weg
kannte und der Arbeitsort meines Vaters nur
wenige Minuten entfernt war, erlaubte mir
meine Mutter, ihn abzuholen. Unter dem
Schatten der Ahornbäume hüpfte ich voller
Vorfreude vom einen auf den anderen Fuß. Als
ich meinen Vater am Eingang der Steuerkanzlei

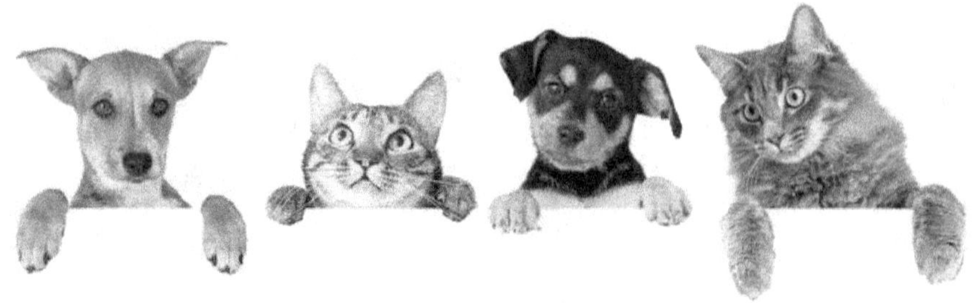

entdeckte, rannte ich auf ihn zu und umarmte ihn, als er in die Knie ging. Ich gab ihm einen Kuss auf die Wange, woraufhin er mir über den Kopf streichelte und aufstand. Er nahm meine Hand, und gemeinsam machten wir uns auf dem Weg zum Jahrmarkt.

Bereits auf den Weg mischte sich der Geruch von Zuckerwatte und gebrannten Mandeln und ließ mir das Wasser im Mund zusammenlaufen. Ich hoffte, mein Vater würde mir eine der süßen Leckereien spendieren.

Bereits aus weiter Entfernung konnte ich das

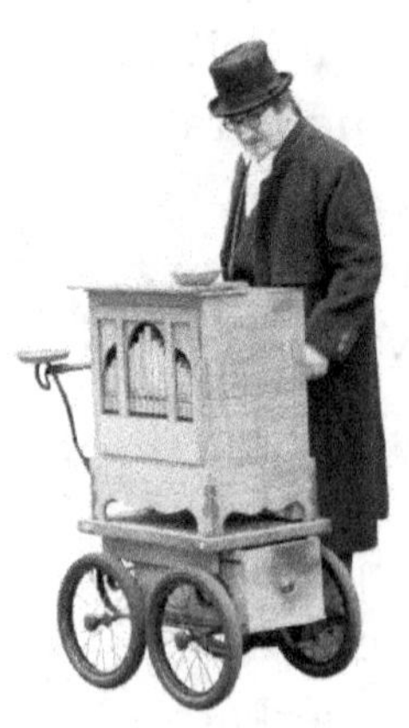

Riesenrad erkennen, mit dem ich ebenfalls sehr gerne fahren wollte. Je näher wir dem Eingang kamen, desto deutlicher hörte ich die Musik einer Drehorgel, die mich auf eine seltsame Art und Weise faszinierte. Früher war es Tradition, dass der Jahrmarkt von den Tönen

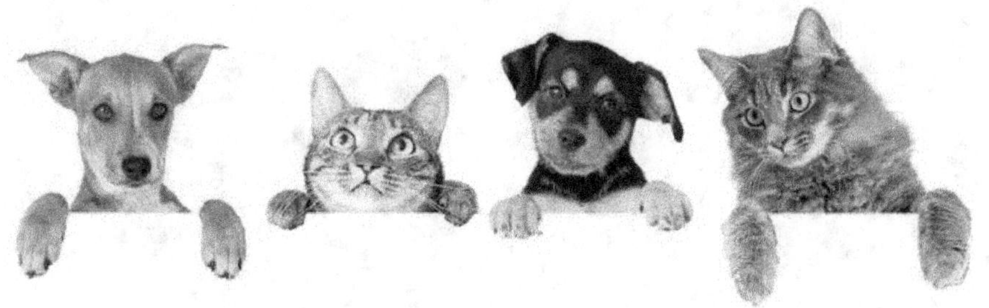

eines Leierkastens beschallt wurde. Heutzutage übernehmen elektrische Stereoanlagen die musikalische Unterhaltung, sodass der Klang der Drehorgel immer etwas Nostalgisches an sich hat. Zuerst machten wir uns auf den Weg zu einem Kinderkarussell mit kleinen Autos und Hubschraubern. In diesem Karussell war ich bereits letztes Jahr mitgefahren und konnte mich noch gut daran erinnern. Die Geschwindigkeit war vor allem für kleinere Kinder angemessen, sodass ich es nicht besonders spannend fand. Als mein Vater mich fragte, ob ich nicht damit fahren mochte, sagte ich ihm, dass ich lieber das Riesenrad ausprobieren würde. Schlagartig änderte sich sein Gesichtsausdruck, und er erklärte mir, dass er selbst zu große Angst habe, um damit zu fahren. Wie sollte er dann seine Tochter in diesen „Stahlgiganten" – so bezeichnete er das Riesenrad – einsteigen lassen? Er bemerkte schnell, dass ich traurig und enttäuscht über seine Reaktion war. Riesenräder waren zu unserer Zeit nicht auf jedem Jahrmarkt vertreten,

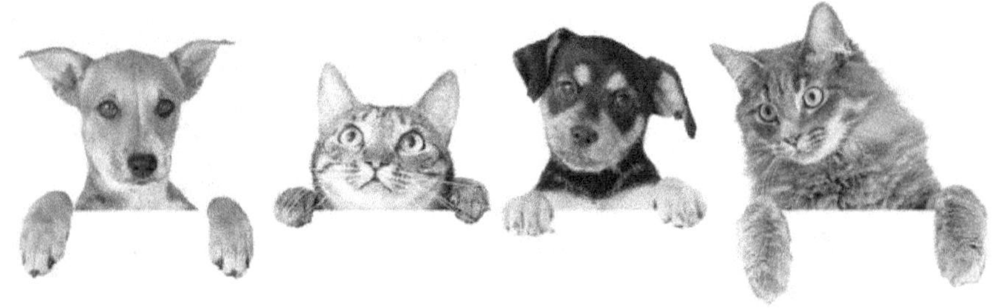

sodass viele Menschen nicht unbedingt vertraut mit der Attraktion waren. Fahrgeschäfte, die das Riesenrad in ihrer Höhe übertrumpfen, wie es heute der Fall ist, wären damals undenkbar gewesen. Um mich zu trösten, sagte mein Vater jedoch: „Schau mal, Liebes, dort drüben gibt es Zuckerwatte." Er deutete auf einen Wagen, in dem Süßwaren verkauft wurden. „Ich kauf' dir eine, in Ordnung?" Ich freute mich so sehr über seinen Vorschlag, dass ich eifrig nickte und das Riesenrad schnell vergaß.

Der Süßigkeitenverkäufer bot ein wahres

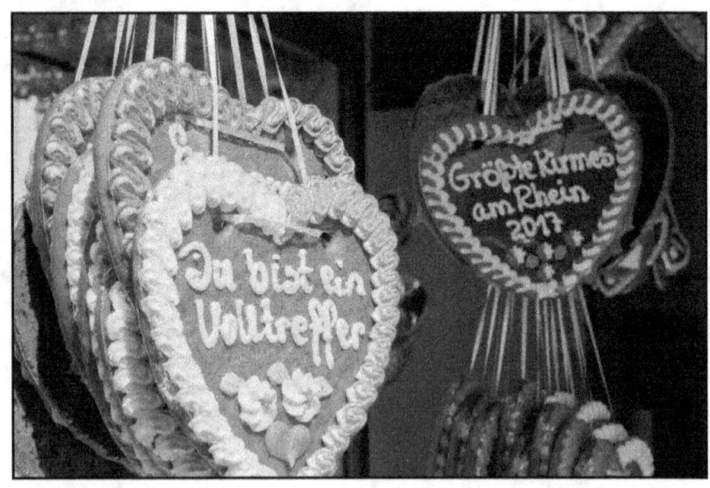

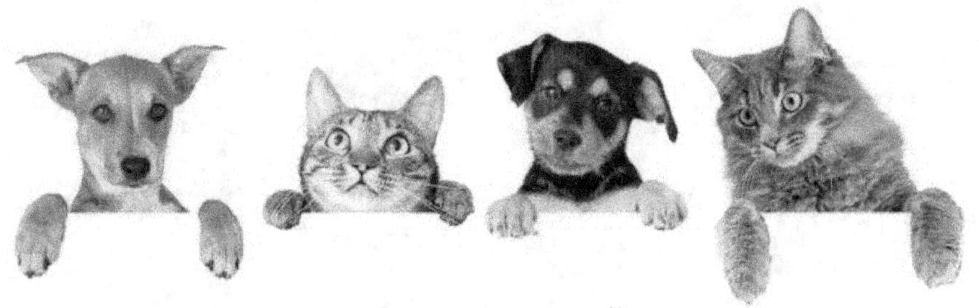

Paradies für Kinder: Kandierte Äpfel glänzten
in der Auslage direkt neben gebrannten
Mandeln. Darüber waren Zuckerperlenketten
in Pastellfarben und Lebkuchenherzen
aufgehängt. Mein Vater kaufte mir eine extra
große Portion Zuckerwatte, die ich direkt mit
den Fingern auseinanderzupfte und zu essen
begann. Außerdem hängte er mir eine der
Zuckerperlenketten um den Hals und gab mir
einen Kuss auf die Stirn. Zusammen
schlenderten wir weiter über den Festplatz und
kamen der Musik der Drehorgel immer näher.
Als wir bei dem Mann ankamen, der für die
typische Jahrmarktsmusik verantwortlich war,
blieb ich beeindruckt vor ihm stehen. Auf
seiner linken Schulter saß ein kleines Äffchen,
das eine rote Weste trug und mich förmlich
anstarrte. Es war zu unserer Zeit nicht
ungewöhnlich, dass auf dem Jahrmarkt
Menschen und Tiere zu sehen waren, die man
eigentlich in einem Zirkus vermutet hätte.
Heute ist das wegen der geänderten Gesetze
und des Tierschutzes nicht mehr vorstellbar.

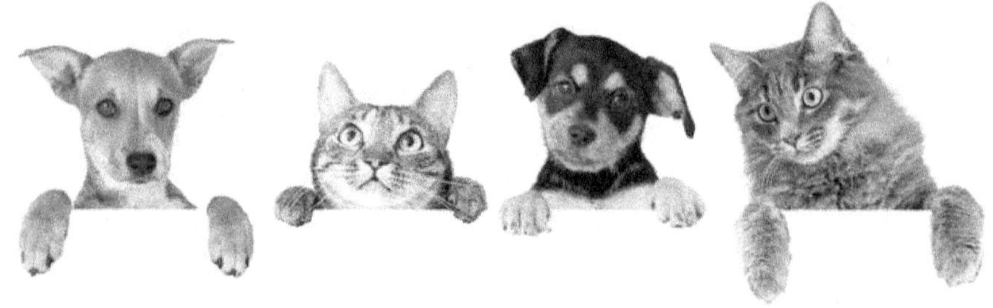

Mein Vater wollte mich gerade dazu bewegen, weiterzugehen, als er einem Mann begegnete, den er anscheinend kannte. Er begann sich angeregt mit ihm zu unterhalten, während ich das Äffchen nicht aus den Augen ließ.

Plötzlich machte es einen Satz nach vorne und rannte auf mich zu. Ich war sehr erschrocken über diese plötzliche Reaktion, sodass ich mich weder bewegte noch einen Mucks von mir geben konnte. Der kleine Affe sprang an mir hoch und schnappte sich mit einer Hand die süße Perlenkette, die sich um meinen Hals befand, und 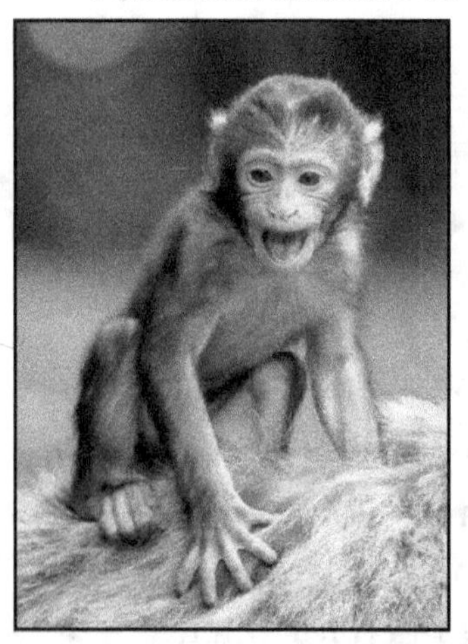 rannte davon. „Das ist meine!", rief ich empört und lief dem Äffchen, ohne zu überlegen, hinterher. Es bewegte sich sehr schnell durch die Menschenmassen, doch aufgrund meiner kleinen Statur konnte ich mich ebenfalls überall hindurchquetschen und folgte ihm zielstrebig.

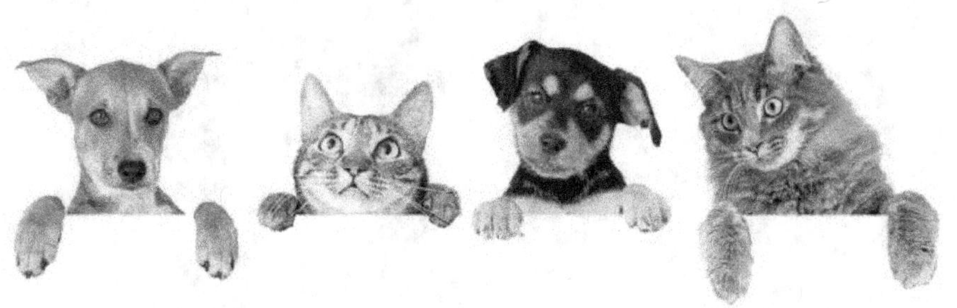

Wir hatten den Festplatz inzwischen einmal überquert und befanden uns nun auf der Rückseite des Jahrmarkts. Der kleine Affe verschwand hinter einer offenstehenden Tür zu einer Attraktion, die ich von ihrer Rückseite aus jedoch nicht identifizieren konnte. Ich zögerte einen Moment, weil es sehr dunkel dahinter war, nahm dann aber meinen ganzen Mut zusammen und folgte dem Affen. Ich versuchte, mich in der Dunkelheit zu orientieren, was allerdings sehr schwierig war, sodass ich einfach einen Fuß vor den anderen setzte. Ich hörte einige Meter entfernt Menschen schreien und tiefe, dunkle Laute, die ich niemals zuvor in meinem Leben gehört hatte. Gerade als ich mir sicher war, dass ich mich im hinteren Teil der Geisterbahn befand und umkehren wollte, schlug jemand die Tür zu, sodass ich nun überhaupt nichts mehr sah. Ich hatte große Angst und wollte die Geisterbahn so schnell wie möglich verlassen, also ging ich einfach weiter nach vorne und hoffte, so den Affen oder zumindest einen Ausgang zu finden.

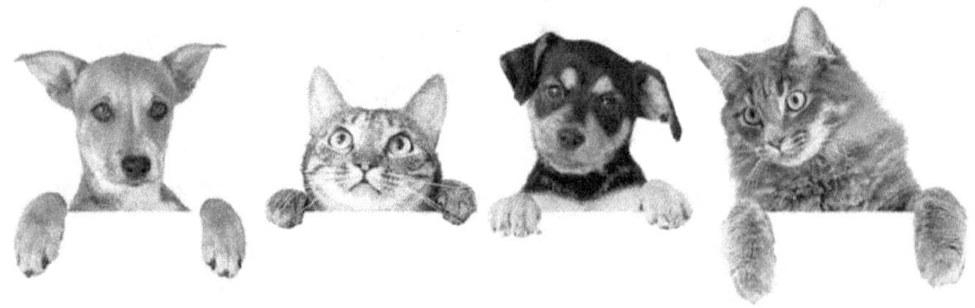

Plötzlich flackerte ein Licht auf, und über meinem Gesicht seilte sich eine riesige Spinne ab. Ich stolperte einen Schritt zurück und sah verängstigt, dass die Spinne nicht echt war und an einem Seil nach oben gezogen wurde. Schnell huschte ich unter ihr hinweg und versuchte, nicht zu weinen, obwohl ich den Tränen sehr nahe war. Erneut blitzte ein dämmriges Licht auf, und diesmal stand ich vor einem großen Sarg, der sich unter Knarzen öffnete und damit den Blick auf einen stöhnenden Frankenstein freigab. Seine Hand bewegte sich in meine Richtung, und wieder war ich aufgrund der großen Angst nicht in der Lage, mich zu bewegen. Schlagartig zog er seine Hand zurück, und der Sargdeckel knallte mit einem lauten Schlag zu. Ich nutzte die Möglichkeit und rannte um mein Leben. Ich wollte nichts sehnlicher, als diese Geisterbahn verlassen. Nach kurzer Zeit entdeckte ich Schienen auf dem Boden, denen ich nun folgte, ohne nach rechts oder links zu blicken, und endlich sah ich einen Lichtstrahl, der auf einen

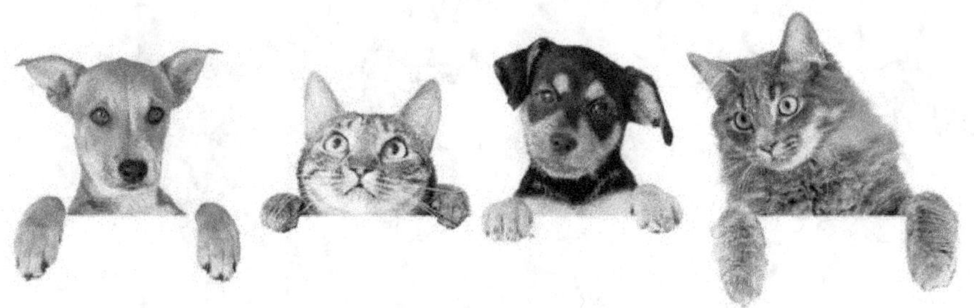

Ausgang hindeutete. Ich rannte noch schneller,
doch kurz bevor ich mein Ziel erreichte, griff
mir eine pelzige Hand direkt ins Gesicht. Voller
Panik fing ich an zu schreien, und konnte nun
meine Tränen nicht mehr zurückhalten. Was
auch immer mich da gefasst hatte, es war
sicherlich gefährlich und nicht von dieser Welt.
Ich hörte verschwommen Stimmen auf mich
einreden, beruhigte mich aber erst nach ein
paar Minuten und öffnete meine verweinten
Augen. Zwei Männer beugten sich über mich,
von denen einer einen Fellhandschuh
angezogen hatte. Kurz bevor die Menschen die
Geisterbahn verließen, konnte er diesen noch
einmal gehörig einen Schrecken einjagen. Mich
wollte er jedoch nur aufhalten, weil er
erkannt hatte, dass ich mich verlaufen hatte,
und er mir eigentlich helfen wollte. Dabei hatte
er vergessen, welch große Angst mir seine
pelzige Hand machen würde. Ich erklärte den
beiden Männern unter vielen Tränen, was
passiert war, und sie brachten mich zu meinem
besorgten Vater. Er hatte bereits an jedem

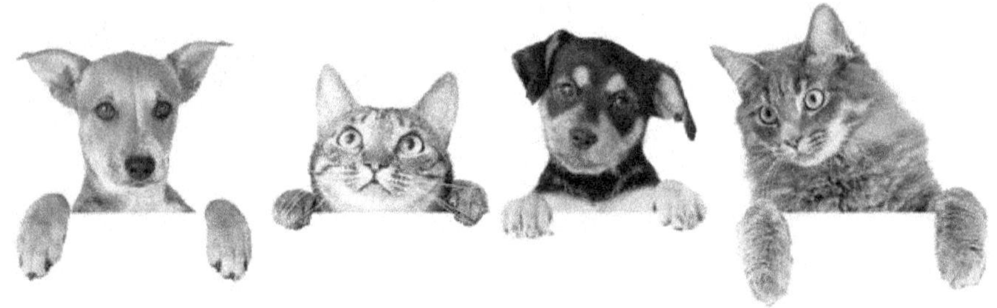

Stand und jeder Attraktion nach mir gefragt
und sich Vorwürfe gemacht, mich einen
Augenblick aus den Augen gelassen zu haben.
Er nahm mich sofort in seine Arme und ließ
mich erst nach einer Weile wieder los. Ich
entschuldigte mich für mein ungehorsames
Verhalten und erzählte ihm aber auch von dem
Äffchen. Wahrscheinlich glaubte er meine
Geschichte nicht wirklich, aber er ging
gemeinsam mit mir zu dem Drehorgelspieler
zurück, auf dessen Schulter wieder sein kleiner
Begleiter saß. Von der Zuckerperlenkette war
jedoch keine Spur zu sehen. Mein Vater war
froh, dass ich nicht mehr weinte und wollte
deswegen die Geschichte ruhen lassen.
Gemeinsam machten wir uns auf den Heim-
weg, und bis heute habe ich keine Geisterbahn
mehr betreten. Natürlich weiß ich, dass die
Attraktion nicht gefährlich ist, weder damals
noch heute. Trotzdem wollte ich keinen
Frankenstein, keine Plastikspinnen und schon
gar keine Bärentatzen mehr direkt vor meinen
Augen sehen. Auch für Dinge, die später in

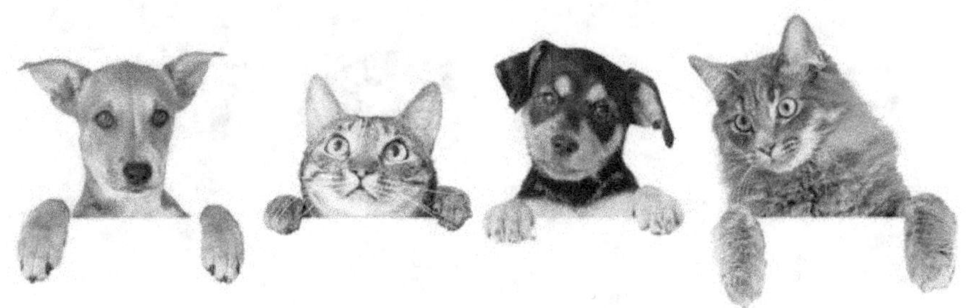

Mode kamen, wie Aliens, Zombies oder
künstlicher Nebel, konnte ich mich mein Leben
lang nicht begeistern. Aber immer, wenn ich
den Klang der Drehorgel höre, erinnere ich
mich an das entschlossene, kleine Äffchen
zurück.

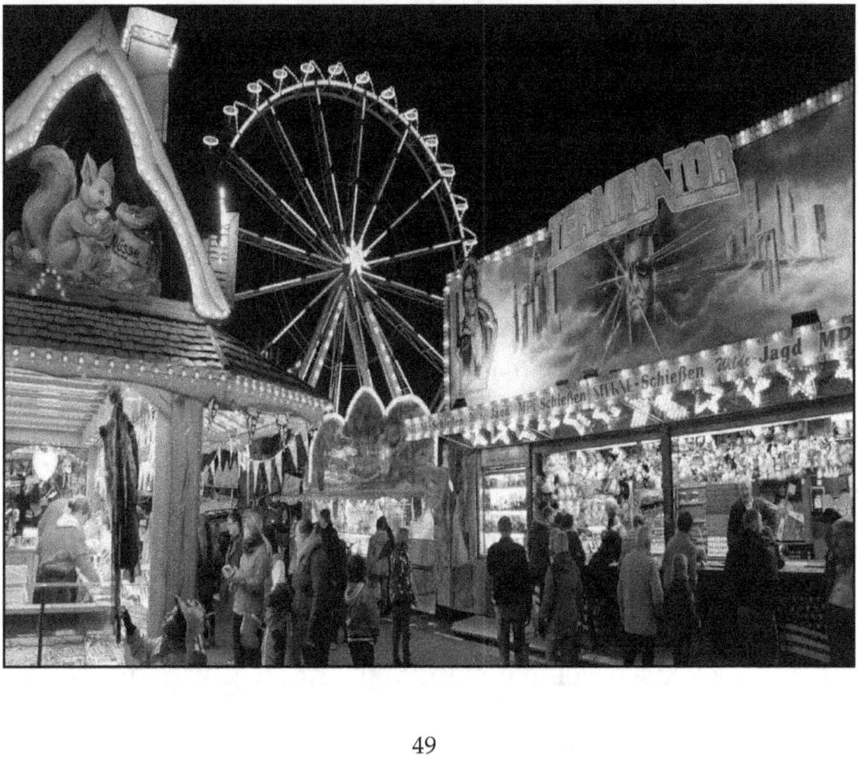

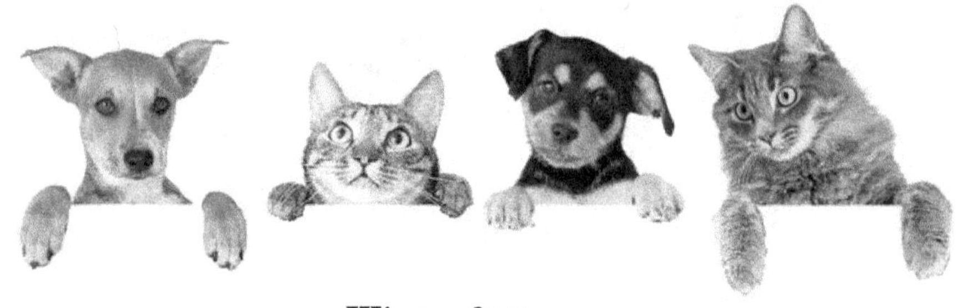

Winterfütterung

„Luise, möchtest du noch ein Stückchen Himbeertorte?", fragt Oma Griesgram. „Ja, gerne, aber bitte nur ein klitzekleines!" „Und du, Heinrich – noch einen Schluck Kaffee?" „Ja, eine Tasse nehme ich wohl gerne noch, ist ja koffeinfrei, der geht nicht auf die Pumpe ... Aber vor allem möchte ich schon die ganze Zeit wissen, was das für ein komisches Iglu da hinten an der Hecke ist! Ich gucke da schon die ganze Zeit hin – und die kleine Holzhütte daneben mit dem komischen Tunneleingang? Habt ihr neuerdings Zwerge oder Kobolde in eurem Garten als Untermieter?", möchte Heinrich, der pensionierte Lehrer, wissen. Opa Griesgram schaltet sich ins Gespräch ein: „Wir hatten Untermieter, Heinrich, und Kobolde trifft es ganz gut ... Sehr aktiv, besonders nachts, sehr neugierig, und, ähm, ziemlich geruchsintensiv, daher der Platz hinten an der Hecke ... Auf Englisch werden sie zu Recht Heckenschweine genannt", lacht er. „Ihr hattet

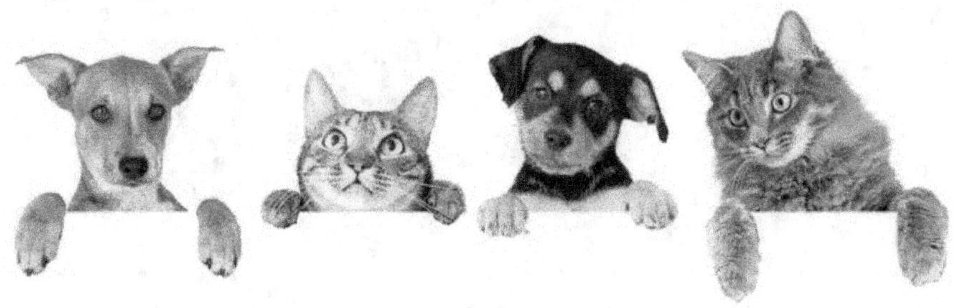

Igel, Margit?", freut sich Heinrichs Frau Luise.
„Ja, da haben wir aber wirklich sehr lange
nichts mehr voneinander gehört, wenn wir
euch noch nichts von unseren Wintergästen
erzählt haben … Willst du, Dieter, oder soll
ich?" „Na, mach du das mal, Margit, du hast
den ersten kleinen Schieter ja auch gefunden",
ermuntert Opa Griesgram seine Frau.
„Also, ich habe mich fast zu Tode erschreckt,
als ich Anfang November abends im Dunkeln
noch schnell das Vogelfutterhäuschen auf der
Terrasse auffüllen wollte und plötzlich ein sehr,
sehr lautes Schmatzen hörte! Da war von einem
Meisenknödel ein Stückchen Fett abgebrochen,
und daran tat sich ein winzig kleines Igelkind
gütlich. Ich wusste zum Glück, dass man die
sofort einsammeln muss, wenn die um die
Jahreszeit noch so klein sind – gerade mal 220
Gramm, wie sich später herausstellte.
Die müssen aufgepäppelt werden, bis sie
mindestens 500 Gramm wiegen, sonst
überleben sie den Winter nicht. Ich habe das
Kleine (ein Mädchen, wie sich herausstellte)

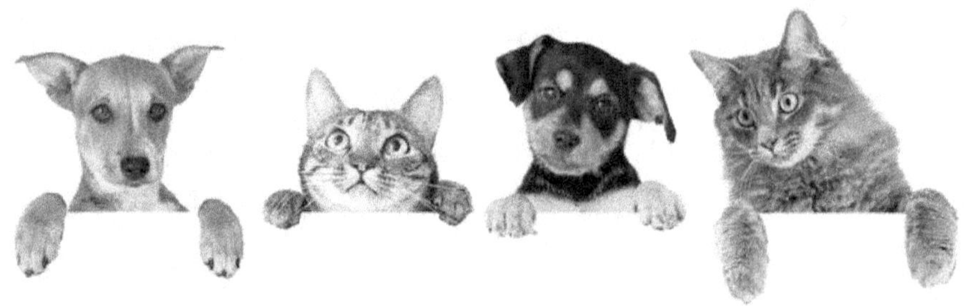

dann erst einmal in einen mit Zeitungspapier ausgepolsterten Pappkarton gepackt und zu unserer Tierärztin gebracht. Zum Glück schien es einigermaßen gesund und frei von Parasiten zu sein, nur eben total unterkühlt und unterernährt! Die Tierärztin hat mir die Telefonnummer einer netten Dame von einem Wildtierhilfeverein gegeben, und die hat mir ein paar sehr nützliche Tipps gegeben.

Außerdem hat sie mich gefragt, ob ich mir zutraue, das Igelmädchen selbst durch den Winter zu bringen 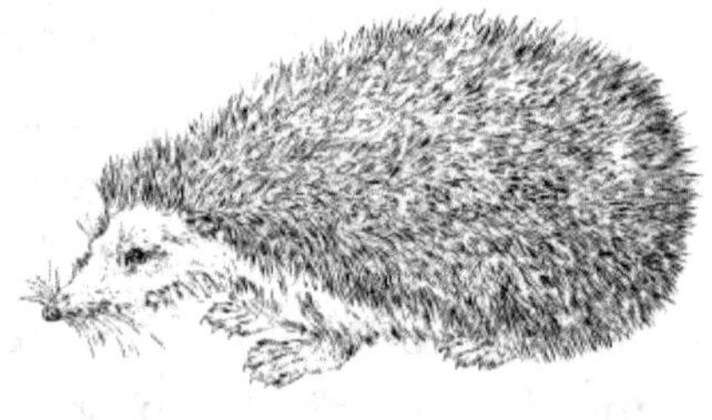 und vielleicht noch einen kleinen etwa gleich alten Igelbub dazuzunehmen, weil bei ihr in diesem Winter so viele Igel abgegeben worden wären, dass sie kaum mit der Pflege und dem Füttern nachkäme. Die Problemfälle würde sie natürlich selbst behalten. Aber die Babys seien eben etwas pflegeintensiv, bis sie ihr Winter-schlafgewicht erreicht hätten. So lange müssten

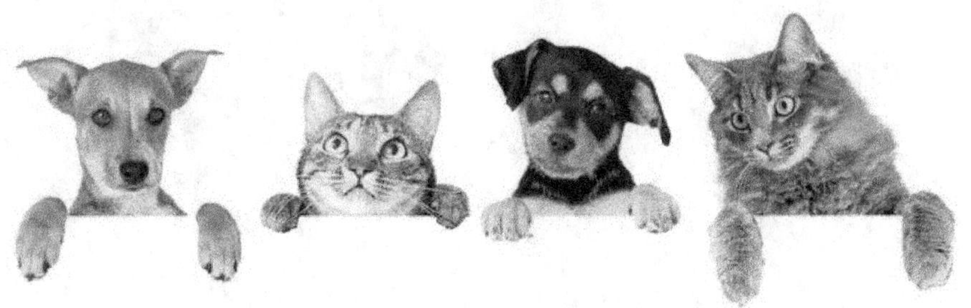

wir sie auch drinnen behalten, am besten so bei
20 Grad. ‚Macht nichts‘, dachte ich, wir sind ja
Rentner, wir haben ja Zeit! Da kam aber Leben
in die Bude, kann ich euch sagen! Wir haben
den alten Kaninchenkäfig mit Zeitungspapier
ausgelegt, ins Gästebad unten gestellt und
jedem erst einmal ein Schlafhäuschen aus
Schuhkarton gemacht. Aber von Schlafen
wollten die kleinen Racker nicht viel wissen;
durch die Wärme, und nachdem wir sie ein
paar Tage gepäppelt haben mit Katzenfutter,
Rührei und Biotin von der Tierärztin, wurden
sie putzmunter und wollten auch täglich ihre
Krauleinheiten am Bauch bekommen – schließlich hatten sie ja beide die Mutter verloren.
Zum Glück haben sich die beiden gut vertragen
und haben oft in einem Karton eng
aneinandergekuschelt den Tag verschlafen.
Abends war dann Fütterungszeit, und nachts
wurde das Gästebad auf den Kopf gestellt! Ich
hatte da ein paar alte Gummistiefel abgestellt,
die waren eines Morgens umgeworfen und mit
Klopapier vollgestopft … Da Maxine und

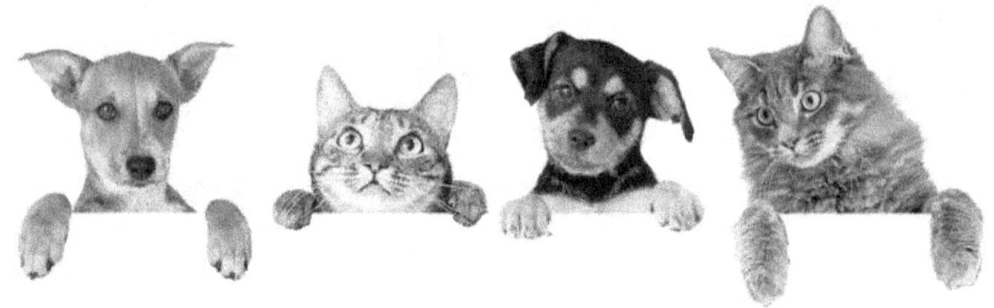

Moritz, so haben wir sie genannt, inzwischen
beide so an die 200 Gramm zugelegt hatten,
wussten wir, dass es jetzt allmählich Zeit
wurde, sie auf den Winterschlaf vorzubereiten,
wenn sie so eifrig anfingen, Nestchen zu bauen
– denn die Stiefel wurden zwar ausgiebig zum
Rumtoben und Verstecken genutzt, aber vor
allem Maxine schlief auch immer öfter darin.
Außerdem wurde es – wie soll ich sagen – ich
will euch nicht den Appetit verderben – mit der
Zeit sehr geruchsintensiv da unten ... Und es
war offensichtlich, warum Igel auf Englisch
,hedgehogs', also ,Heckenschweine' heißen.
Wenn der Napf leergefressen war, wurde er
gerne auch mal als Toilette benutzt! Denkt an
ein seit einer Woche nicht saubergemachtes
Katzenklo, dann könnt ihr euch den Gestank
vorstellen. Nur, dass man Igeln nicht
beibringen kann, an einer bestimmten Stelle ihr
Geschäft zu machen; die lassen alles unter sich,
wo sie gehen und stehen. Dieter hatte
inzwischen das ,Iglu', das du da hinten gesehen
hast, Heinrich, aus ein paar Ziegeln um den

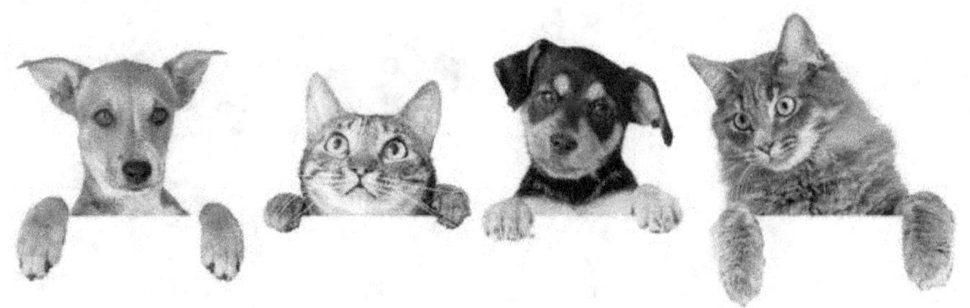

sandigen Untergrund in der windgeschützten
Ecke bei der Eibenhecke gebaut."
„Ja, genau, die Anleitung hatte ich aus dem
Internet, war ganz einfach, Ziegel versetzt
aufgeschichtet, vorne eine zehn mal zehn
Zentimeter große Lücke gelassen, Stroh
eingefüllt, damit es schön warm bleibt, Holz-
platte drauf – da habe ich einfach die
Tischplatte von unserem alten Beistelltisch
genommen, der noch in der Garage
stand – dann alles mit Ästen und Laub bedeckt
– fertig!", strahlt Opa Griesgram stolz. „Dann
habe ich noch das Futterhäuschen aus Holz
gebaut – mit Tunneleingang, damit keine
Katzen reingehen. Denn wenn die Igel wach
werden, weil der Winter zu mild zum Durch-
schlafen ist, muss man denen was zu Fressen
und frisches Wasser anbieten."
„Tja, da hattest Du auch mal was zu tun – das
Gästebad jeden Tag putzen war ja immer mein
Job! Ein paar Tage haben wir sie dann mit dem
Kaninchenkäfig in die Garage gesetzt, damit sie
sich allmählich an die Kälte gewöhnen, und

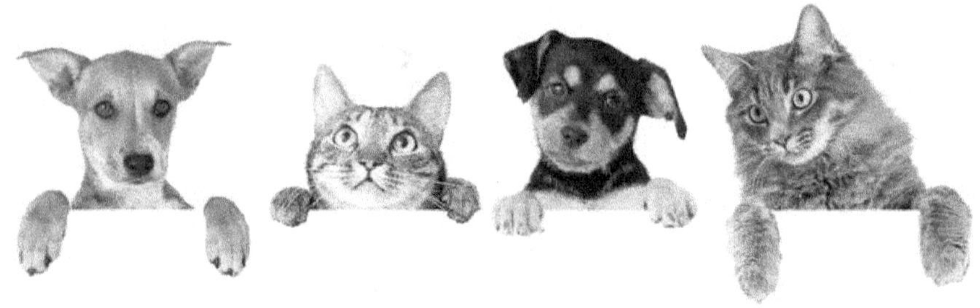

dann haben wir sie mit ein paar Schnipseln von
ihrem selbst zerrupften und ‚bedufteten‘
Zeitungspapier in den Iglu gesetzt. Bis vor
einem Monat hatten wir die beiden Häuschen
noch weiträumig eingezäunt, damit sie sich
allmählich an die neue Umgebung gewöhnen.
Der Winter war ja ziemlich mild, sie haben
kaum geschlafen. Dafür wogen beide jeweils
über ein Kilogramm, als wir den Zaun entfernt
haben. Spätabends hat man sie manchmal noch
laut grunzen gehört. Das sind Brunftgeräusche,
habe ich mir sagen lassen. Ach, ich werde sie
vermissen, die kleinen Stinker – hoffentlich
kommen sie im Sommer wieder, um hier
Kinder zu bekommen.“
„Bis dahin kann ich ja ein bisschen für dich
grunzen, Margit!“, grinst Opa Griesgram, auf
den die Igelpflege offensichtlich wie ein
Jungbrunnen gewirkt hat.
„Ach, du – alter Spinner!“
Oma Griesgram gibt ihm eine scherzhafte
Kopfnuss.

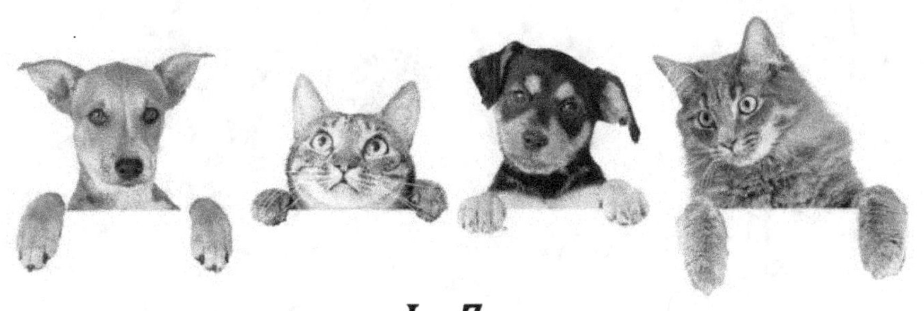

Im Zoo

Die ersten Sonnenstrahlen des Herbstes schaffen es mit letzter Kraft über die große Eiche. Sie steht seit Jahrzehnten im Garten von Oma und Opa Griesgram und hat es inzwischen zu einer stattlichen Größe gebracht. Jeden Sonntag sitzen sie gemeinsam mit ihren Nachbarn und Freunden in ihrem kleinen Garten. Bei frisch geröstetem Kaffee und selbstgebackenen Kuchen halten sie ein Schwätzen über ihre alltäglichen Geschichten. Hier in der Sonne, direkt unter der alten, großen Eiche, fühlt es sich an diesem ersten

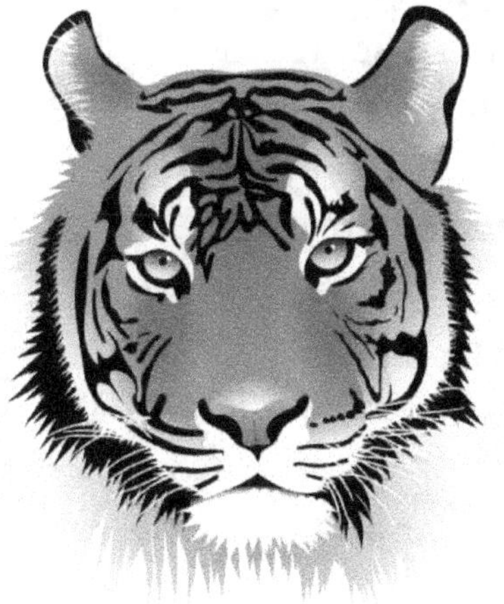

sonnigen Herbsttag besonders schön an. Oma Griesgram hat russischen Zupfkuchen zubereitet, der dieses Mal besonders locker geworden ist. Bei einer schönen Tasse Kaffee mit Milch lassen es sich

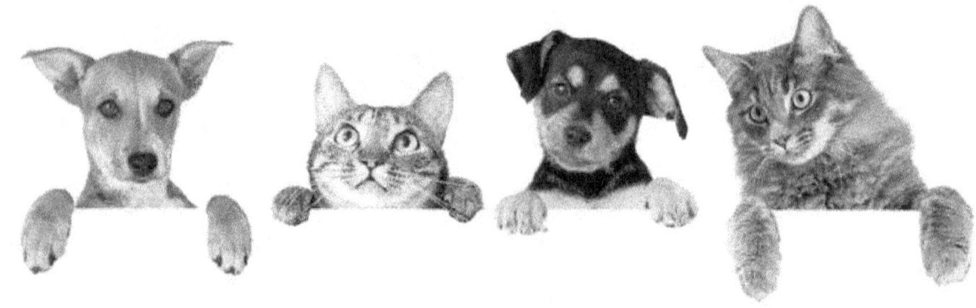

die Senioren schmecken. Seit zehn Minuten erzählt die Nachbarin Frau Müller von ihrem Enkelkind Daniel. Der kleine Junge ist jetzt in der zweiten Klasse und hat erstmals einen Ausflug mit der Klasse gemacht. Die ganze Klasse hat einen Zoo besucht und viele Tiere gesehen. Das erinnert Opa Griesgram an seinen ersten Zoobesuch mit Oma Griesgram. Und so fängt er an zu erzählen, wie er vor vielen Jahren seine Herzensdame in den örtlichen Zoo ausgeführt hat.

„Damals hatten wir noch die Deutsche Mark", beginnt Opa Griesgram seine Geschichte. „Es war ein warmer Tag im Mai, und ich hatte mein Lieschen zu einem entspannten Zoobesuch eingeladen. Eigentlich sollte sie ihren Eltern im alten Tante-Emma-Laden helfen. Weil aber der Lieferant nicht kam, konnte Lieschen mit mir in den städtischen Zoo."

Opa Griesgram erzählt, wie er Lieschen mit frisch gebügeltem Hemd und einer roten Rose zu Hause abholte. „Ich wollte etwas Eindruck

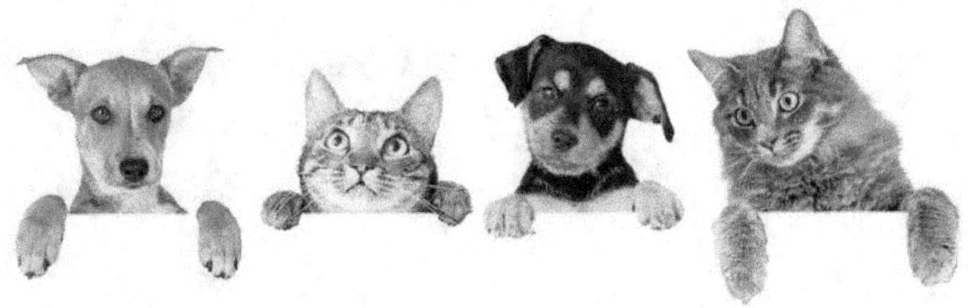

schinden und diese Frau für mich gewinnen. Schon damals war sie die schönste Dame des Ortes und von vielen Jungs begehrt. Wie man sieht, hat das wunderbar funktioniert."

Im Zoo angekommen, haben sich Lieschen und Hans zunächst eine Parkkarte gekauft. „Die hat damals keine vier Mark gekostet", erinnert sich Lieschen. Noch heute hat sie den Geruch der frischen Maiglöckchen in Erinnerung, die im Eingangsbereich des Zoos blühten. 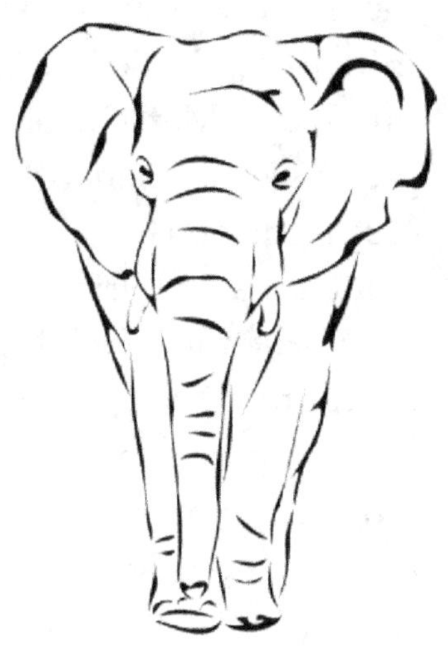Die Blumenwiese war direkt vor dem großen Elefantengehege. Zwei bullige Elefantendamen wälzten sich damals im Matsch, während der Tierpfleger sie mit einem Gartenschlauch abspritzte.

„Wir saßen auf der Parkbank und haben den

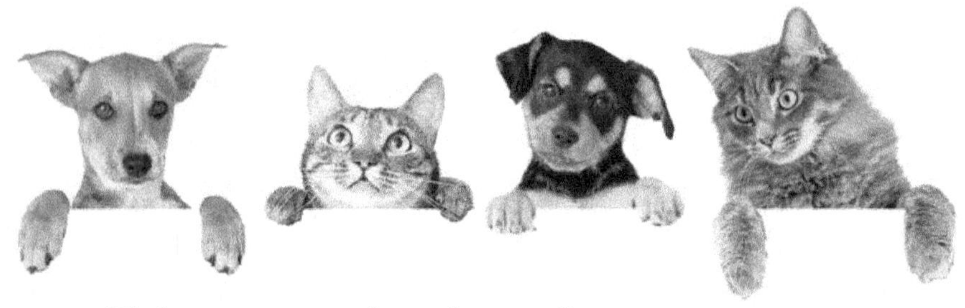

Elefanten zugeschaut", sagt Oma
Griesgram. „Währenddessen hat Hans meine
Hand gehalten. Er war schon damals ein echter
Gentleman und wahrer Charmeur. Die
Elefanten waren von imposanter Natur und
trotz ihrer Größe bewegten sie sich elegant
durch den Matsch. Gleich nebenan gab es einen
großen Menschenauflauf. Da waren zwei neue
Nilpferde aus anderen Zoos angekommen",
weiß Oma zu berichten. „Später haben diese
Nilpferde mehrfach Nachwuchs
bekommen", fügt sie wissend hinzu. „Wisst ihr,
dass Nilpferde bis zu 30
Stundenkilometer schnell werden können?",
fragt Opa Griesgram. „So schnell renne ich,
wenn ich auf Toilette muss", fügt er lachend
hinzu. Jedes Gehege in dem Zoo hat
Informationen über die darin lebenden Tiere
gegeben. An alle Informationen können sich
Opa und Oma Griesgram nicht mehr erinnern.
Die überraschende Schnelligkeit der Nilpferde
hat Opa damals jedoch sehr überrascht. Nach
dem Anschauen der Nilpferde und Elefanten

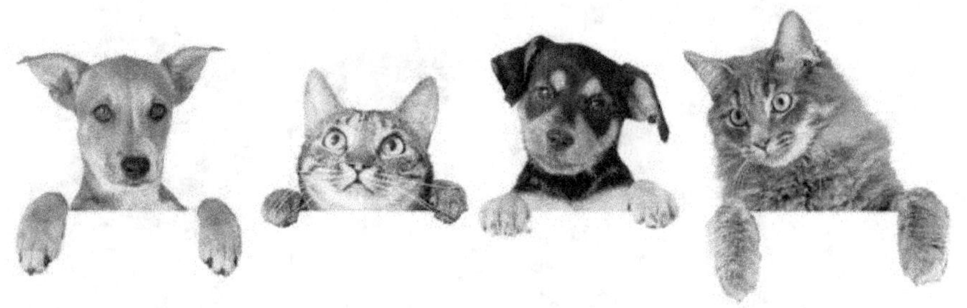

sind sie durch den Zoo spaziert und haben ein
Löwenpaar gesehen, das sich sorgenvoll um
ihren Nachwuchs gekümmert hat.
Die Löwenbabys waren erst wenige Wochen alt
und voller Tatendrang. Opa Griesgram erzählt
von den Zebras, die ebenfalls Nachwuchs
hatten. Keinen Meter sind die stolzen Eltern
ihrem Nachwuchs von der Seite gewichen.
Nicht nur Löwen, Zebras und Gazellen haben
sie damals gesehen, auch die drei Giraffen
haben sie bei ihrem Besuch im Zoo bestaunt.
„Am meisten", sagt Opa Griesgram, „war ich
von der Größe der Giraffen überrascht. Die
waren so groß, dass ihre Unterkunft über drei
Stockwerke ging. Die Luft da oben muss viel
frischer gewesen sein." Die Freunde im Garten
lachen laut, als Nachbarin Frau Müller sagt:
„Klar warst du erstaunt. Du selber bist ja nicht
größer als 1,65 Meter geworden."
Auch Lieschen muss lachen und verschluckt
sich fast am Zupfkuchen. Hans reicht ihr ein
Glas Wasser.
„Ja, so zuvorkommend war ich schon damals.

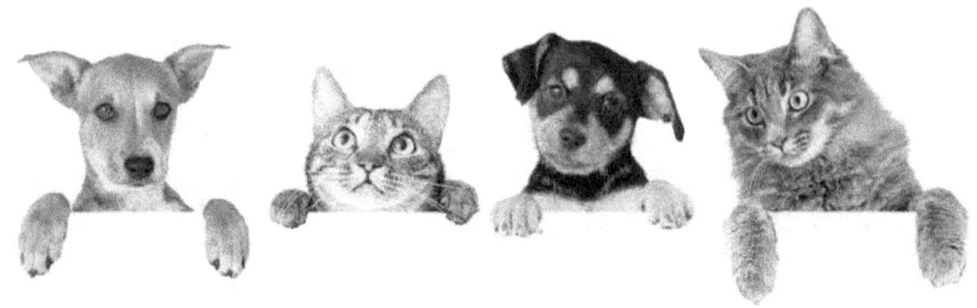

Für mein Lieschen war mir kein Weg zu weit.
Damals im Zoo sind wir stundenlang zwischen
den Gehegen herumgelaufen. Es war wirklich
aufregend." Er erinnert sich, wie sie vor dem
Gehege der Seelöwen stehen geblieben sind. Sie
kamen genau richtig zur Fütterungszeit. In-
brünstig seien die majestätischen Seelöwen in
ihrem Becken herumgeschwommen und hätten
ihre klassischen Geräusche gemacht.
„Nachmachen kann ich die aber nicht", sagt
Opa Griesgram. „Als Belohnung für kleine
Kunststücke haben sie vom Pfleger Heringe
bekommen. Ein kleines Mädchen mit blonden
Haaren saß auf den Schultern ihres Vaters und
hat laut gelacht", erinnert er sich an die
Fütterung.
Das gleiche Mädchen samt Vater haben sie
auch am Gehege der Fischotter gesehen. Die
Otter haben sich einen Spaß daraus gemacht,
auf dem Rücken liegend durch ihr
Wasserbecken zu schwimmen. „Die Otter
waren sehr wendig im Wasser und haben eine

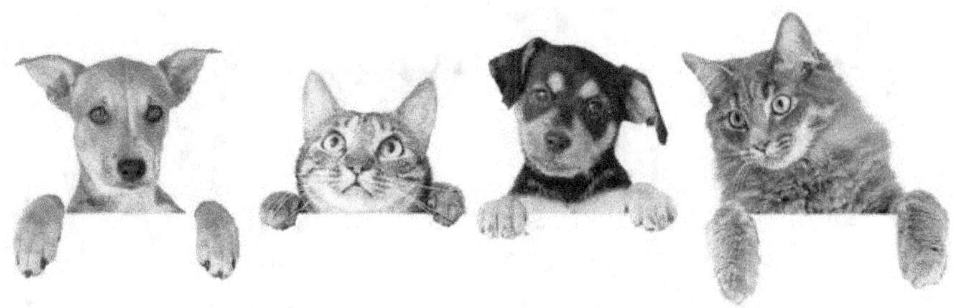

elegante Figur gemacht", fügt Oma Griesgram
den Erzählungen ihres Mannes hinzu.

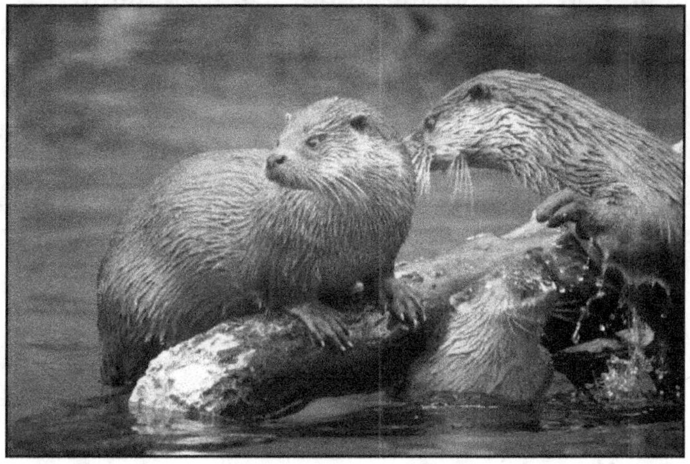

Während Opa weiter seine Erinnerungen
bemüht, schneidet Oma Griesgram sich ein
weiteres Stück vom leckeren Zupfkuchen ab.
Während sie selbst von ihren Backkünsten
überrascht wird, lauscht sie der weiteren
Erzählung ihres Mannes. „Es gab nicht nur
viele exotische Tiere in dem Park. Neben den
Seelöwen und Fischottern waren Robben
untergebracht, wie ich sie später auch in der
Nordsee gesehen habe. Mit ihren Kulleraugen

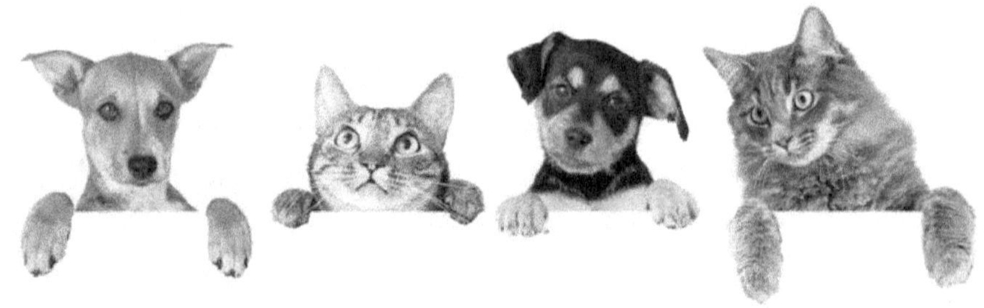

haben sie besonders süß ausgesehen. Gleiches
gilt natürlich damals wie heute für mein
Lieschen, das ich an diesem Tag nicht einmal
aus den Augen gelassen habe.
Sie erinnert sich, dass es in dem Zoo sogar ein
Gehege mit Eseln gab. Mit ihren Geräuschen
haben sie Hans und Lieschen zum Lachen
gebracht. „Esel gab es in der Großstadt ja
nicht", sagt er. „Höchstens arbeitet mal einer
bei der Straßenbahn", wirft der Nachbar Herr
Bruns ein, womit er alle zum Lachen bringt.
Jedes Tier für sich sei einzigartig, führt Opa
Griesgram aus. Nicht nur die Esel und die
Giraffen oder die Elefanten.
„Ich erinnere mich", sagt Lieschen, „wie wir im
Streichelzoo von den Ziegen angegriffen
wurden. Die waren wirklich offensiv und
wollten nur an unser Handfutter." Vor dem
Gehege hing ein rostiger, alter Automat, der als
Gegenleistung für ein paar Groschen Futter für
die Tiere des Streichelzoos auswarf. In dem
Streichelzoo gab es nicht nur Ziegen mit
großem Hunger. Zwei Lämmer rannten

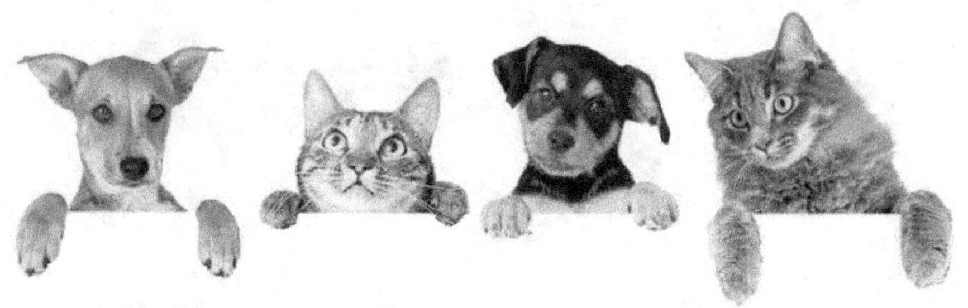

spielend über die Wiese in diesem Gehege.
„Und natürlich das kleine Pony nicht zu
vergessen", ruft Opa Griesgram dazwischen. Er
erzählt über das Pony, das mit zerzottelter
Mähne und gesenktem Blick die Ziegen aus
dem Weg schob und sich seinen Weg zu Hans
und Lieschen bahnte.
„Es war kaum größer als meine Beine und
konnte hinter seiner Mähne gar nichts
richtig sehen. Riechen konnte das Pony jedoch
sehr gut und
führte seine Nase
direkt zur Hand
mit dem Futter."
Oma Lieschen
unterbricht Opa:
„Keine zehn
Sekunden später
hatte es das
ganze
Handfutter
aufgefressen. So
schnell, dass die

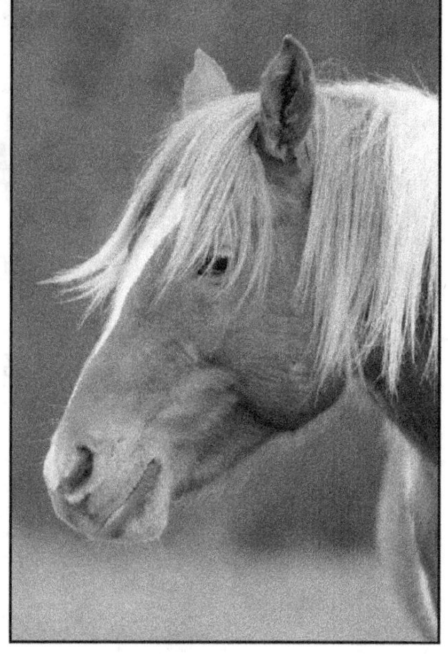

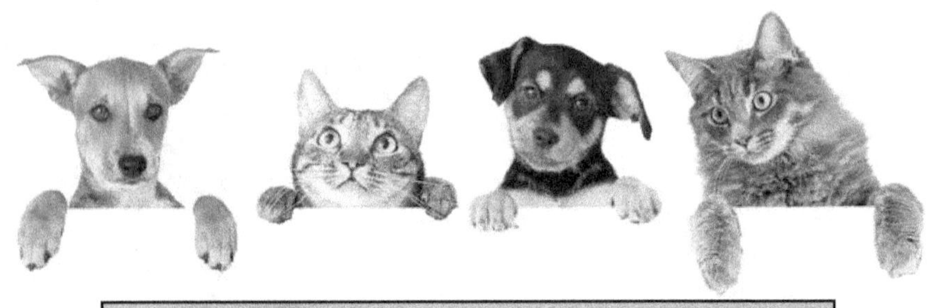

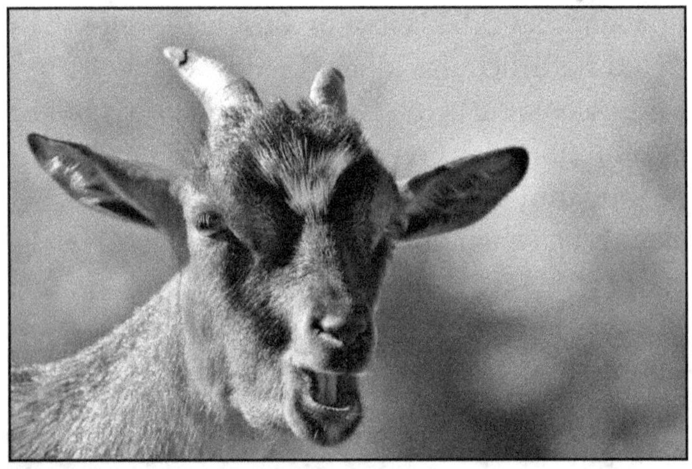

Ziegen gar keine Chance hatten. Und unsere
Hände waren voller Speichel von diesem
hungrigen Pony, das dringend einen richtigen
Haarschnitt benötigt hätte."
Nach dem Ausflug in den Streichelzoo mussten
Opa und Oma Griesgram erst einmal einen
Stopp im Badezimmer einlegen. Sie wuschen
sich die Hände mit kaltem Wasser und legten
danach einen weiteren Stopp im Restaurant
des Zoos ein. „Schließlich wollten wir nicht nur
Tiere im Gehege sehen, sondern auch auf

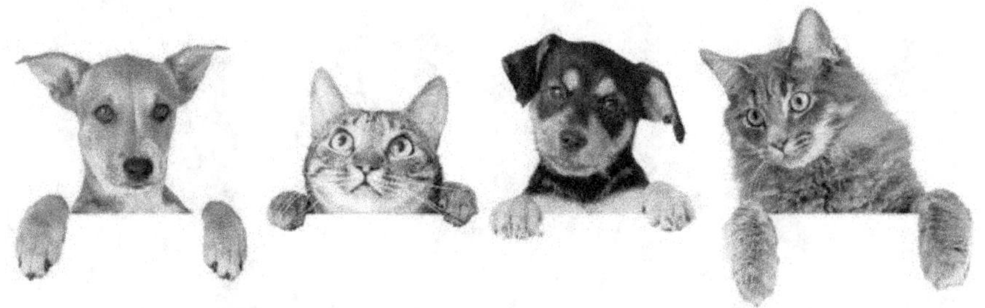

unseren Tellern", lacht Opa Griesgram laut. Als
Vegetarierin fand Lieschen das gar nicht lustig.
Während sie damals im Zoo einen knackigen
Salat zu ihrem Wasser aß, gönnte sich Opa
Griesgram ein waschechtes Wiener Schnitzel.
„Natürlich mit Bratkartoffeln und Bohnen im
Speckmantel", wie er sich erinnert. Sie aßen in
Ruhe und ließen sich von den Sonnenstrahlen
im Mai verwöhnen. Immer wieder erwähnt
Lieschen, wie schön dieser Tag im Zoo war.
Jetzt, wo sie darüber nachdenkt, werden ihre
Erinnerungen lebendig. Die Maiglöckchen am
Eingang, die Fütterung der Seelöwen und das
lustige Lachen der Esel. All das erinnert Oma
Griesgram an ihre tolle Zeit als junge Dame.
Der Tag damals im Zoo war es, an dem sie ihr
Herz an ihren Hans verlor. Und während sie
ihren Blick so auf ihren Mann richtet, da spürt
sie ganz genau, dass er genauso denkt.
Opa Griesgram trinkt den letzten Schluck aus
dem Kaffeebecher und führt seine Erinnerung
fort: „Wir haben uns lange nach dem Essen
ausgeruht.

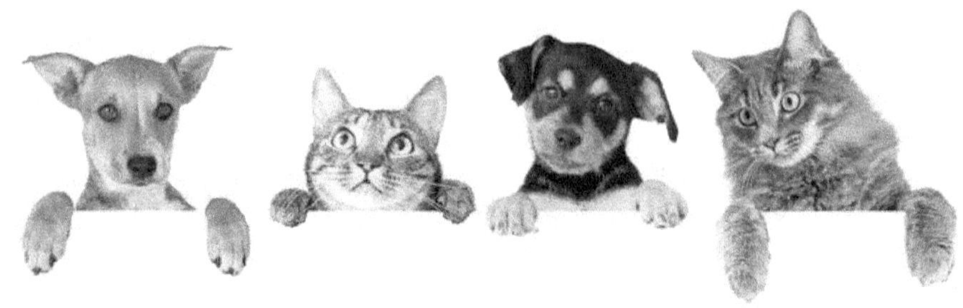

Pünktlich zur Pinguin-Parade haben wir es
dann zum Zelt der Polartiere geschafft. Bei der
Pinguin-Parade wurden die kleinen Tiere in
Reih und Glied durch den Pavillon der
Eistiere geführt. Eine Tierpflegerin ging voran,
und die Pinguine folgten ihr, streng nach
Regiment. Als Belohnung für ihren Gehorsam
erhielten sie kleine Makrelen und andere
fischige Köstlichkeiten."

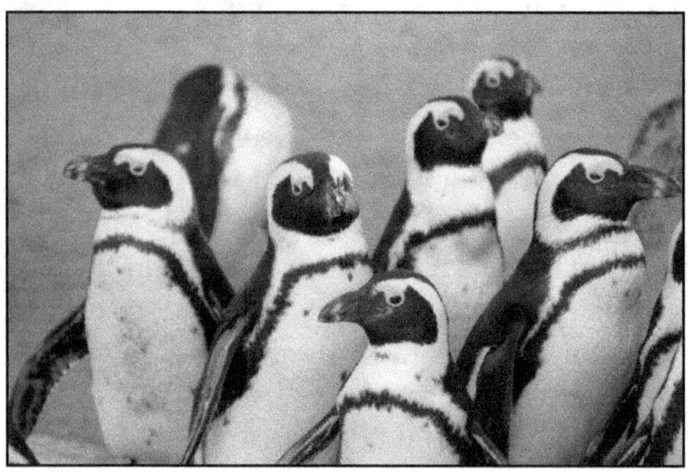

Während Opa Griesgram von den Pinguinen
und den Polarwölfen im Gehege nebenan
erzählte, verschwindet Oma Griesgram kurz

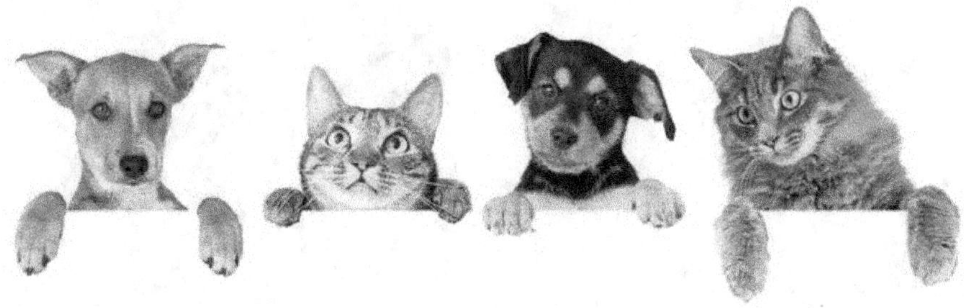

zeitig in der Wohnung. Als sie wieder
herauskommt, erzählte ihr Mann noch immer
von den Polarwölfen, die mit ihrem weißen Fell
in der Sonne lagen. In ihren Händen
hält sie ein Stofftier.
„Das hier", sagt sie laut und unterbricht damit
Opa Griesgram, „hat er mir damals im kleinen
Souvenirladen des Zoos gekauft." Sie deutet
auf das Stofftier, das einen Elefanten darstellt.
„Ich habe es all die Jahre in guter Erinnerung
behalten, schließlich hat es mich an meinen
ersten Ausflug mit Hans erinnert."
Der Elefant aus Plüsch ist schon leicht verblasst
und hat sichtbar einige Jahre auf dem Buckel.
Oma Lieschen sagt: „Wie wir ist auch der
Elefant alt geworden. Er erinnert mich jedoch
daran, wie schön es in einem Zoo ist."
Viel zu lange schon waren weder er noch seine
Frau in einem Zoo gewesen. Dabei liegt der
nächste Zoo nur eine Autostunde entfernt. Und
so fällt schnell der Entschluss, dass das nächste
Treffen der Freunde am kommenden Sonntag
im Zoo stattfinden soll. Aus der Gruppe

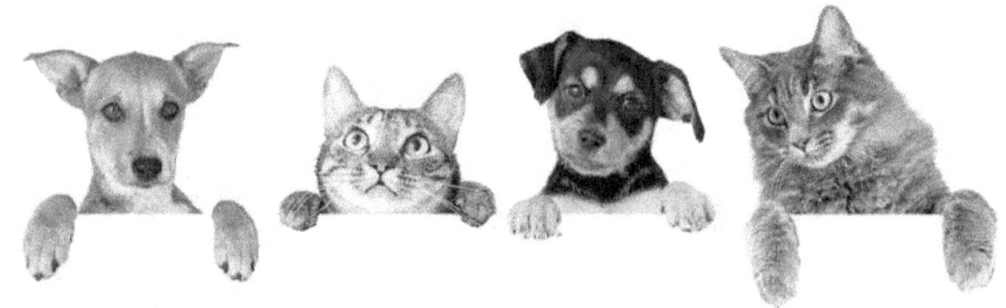

kommt zustimmendes Nicken, während Oma
Griesgram ihren Stoffelefanten zurück ins Haus
bringt.

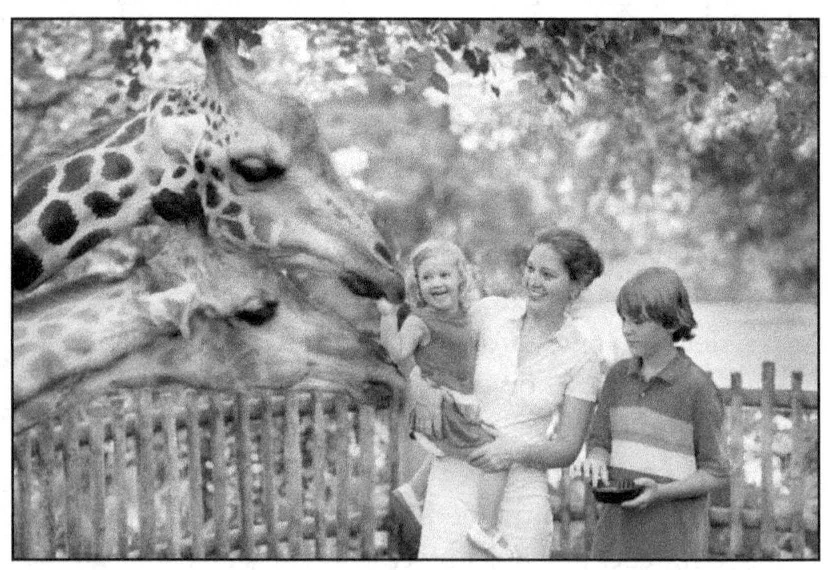

ENDE

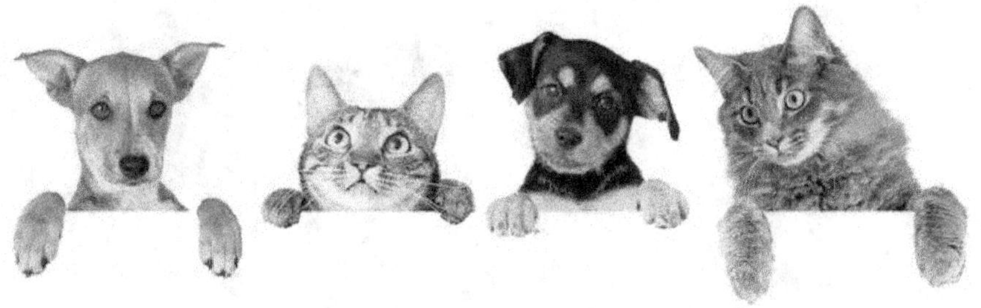

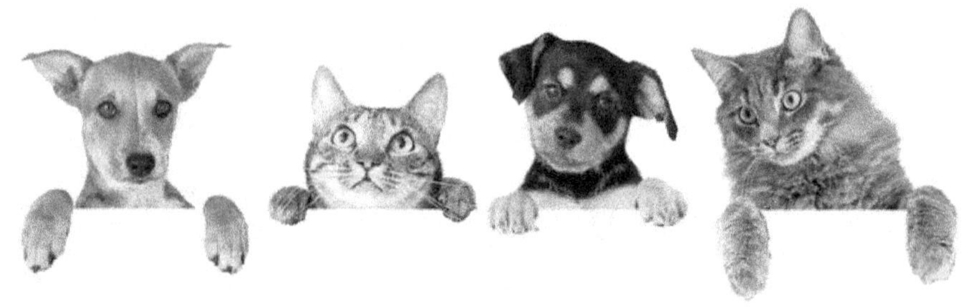

Quellenangabe:

Das Aktivierungscoach Autorenteam:
Liste der Mitwirkenden Autoren:

Autor von „Ein schwarzes Kätzchen namens Minka" Si. Düker /
Pseudonym, Autor von „Ein Vogel kommt selten allein" Pseudonym /
A-263991, Autor von „Mein treuer Hund aus der Kindheit " R. Texter /
Pseudonym, Autor von „Das diebische Jahrmarkt-Äffchen" Claudia
Niedermeier, Autor von „Winterfütterung" Pauli Nemz /Pseudonym,
Autor von „Im Zoo" Nordlicht/ Pseudonym, Autor von „Tiergarten" A.D/
Pseudonym(A-237030), Autor von „Verraten" write4ever / Pseudo-
nym.

Foto - Quellenangabe:

Buchcover Foto von: © Can Stock Photo / gurinaleksandr, Foto Seite
1 bis 73: © Can Stock Photo / adogslifephoto, Foto „Mensch & Tier"
Seite 1: © Can Stock Photo / iofoto, Buchcover & Buchcover Rücksei-
te © Can Stock Photo / gurinaleksandr, Illustration Seite 8: © pixabay/
Gorkhs, Foto Seite 11: © pixabay/ webart-style, Foto Seite 14, 25: ©
pixabay/ Capri23auto, Foto Seite 18: © pixabay/ skeeze, Illustration
Seite 19: © pixabay/ Open Clipart-Vectors, Foto Seite 23: © pixabay/
StockSnap, Foto Seite 32: © pixabay/ webandi, Foto Seite 37: ©
Can Stock Photo / TsuneoMP, Foto Seite 40: © pixabay/ Gellinger,
Foto Seite 42: © pixabay/ Michael Gaida, Foto Seite 44: © pixabay/
blickpixel, Foto Seite 49: © pixabay/ Dreblow, Foto Seite 36: © pixab-
ay/ Meli1670, Illustration 52: © openclipart/ Firkin, Illustration 57: ©
openclipart/ microugly, Illustration 59: © openclipart/ artbejo, Foto
Seite 63: : © pixabay/ hellinger14, Foto Seite 65: © pixabay/ skeeze,
Foto Seite 66: © pixabay/ Alexas_Fotos, Foto Seite 68: © pixabay/
cocoparisienne, Foto Seite 70: © Can Stock Photo / famveldman.

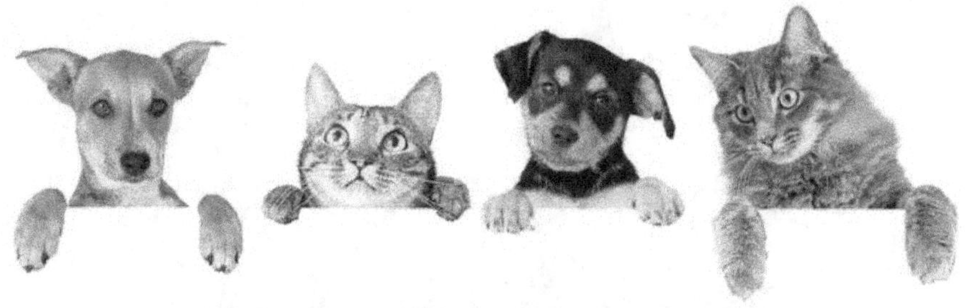